Droits et place des personnes soignées à l'hôpital

EXERCICE PROFESSIONNEL

Sous la direction du Dr Jean-Pol Depoix

Droits et place des personnes soignées à l'hôpital

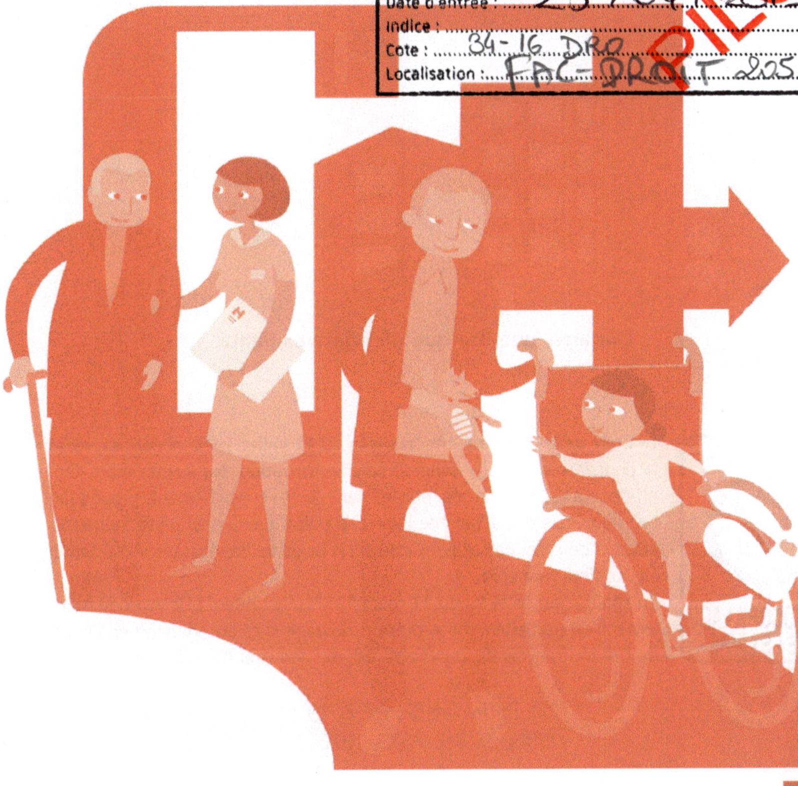

LAMARRE

Retrouvez toutes nos publications sur www.espaceinfirmier.fr

Lamarre, une marque d'Initiatives Santé

ISBN : 978-2-7573-1076-2

SOMMAIRE

PRÉSENTATION DES AUTEURS

Directeur d'ouvrage

Jean-Pol Depoix-Joseph

Anesthésiste-réanimateur. Médecin médiateur. Membre du comité d'éthique local. Hôpitaux universitaires Paris Nord Val-de-Seine, AP-HP.

Préfacier

François Crémieux

François Crémieux est directeur général adjoint de l'AP-HP. Il est diplômé d'économie des universités de Paris-Dauphine et Lancaster (GB) et diplômé en santé publique de la faculté de médecine Paris-Diderot.

Il a été conseiller auprès de Marisol Touraine, ministre des affaires sociales et de la santé de 2012 à 2014, responsable de la stratégie nationale de santé. De 2010 à 2012, François Crémieux était directeur du pôle « établissements de santé » de l'Agence régionale de santé d'Île-de-France auprès de Claude Evin. Sa carrière professionnelle a été principalement consacrée au management hospitalier, avec une longue expérience des pays en guerre et des politiques de santé dans les périodes de reconstruction post-conflit. Il a également travaillé pour les Nations unies et l'Organisation mondiale de la santé au début des années 2000. François Crémieux est membre du comité de rédaction de la *Revue Esprit*.

Auteurs

Alexandre Biosse-Duplan

Chef de projet de la mission Associations de patients et d'usagers : en charge des relations institutionnelles à la Haute Autorité de santé.

Valeria Bretteville-Hoffmann

Cadre de santé du département médecine. Centre de lutte contre le cancer François-Baclesse.

Juliette Chaillet

Après une expérience en tant qu'avocate aux Barreaux de Paris puis de Lyon, Juliette Chaillet a rejoint le pôle Expertise santé/social de la direction juridique de Sham, assureur spécialisé dans le risque médical. Elle assure des missions de conseil et de formation auprès des établissements et des professionnels de santé, afin de les aider à sécuriser leurs pratiques.

Marie Citrini

Représentante des usagers, commission centrale de concertation avec les usagers de l'AP-HP.

Valérie Gateau

Philosophe clinicienne, université Paris-Diderot.

Marc Grassin
Docteur en pharmacie et en éthique médicale. Philosophe. Enseignant chercheur. Maître de conférences à la faculté de philosophie de l'Institut catholique de Paris. Unité de recherche « Religion, culture et société », EA 7403. Directeur de l'Institut Vaugirard Humanités et Management. Auteur de nombreux ouvrages et articles dont *La déshumanisation civilisée*, coauteur F. Pochard, éditions du Cerf, 2012 ; *La mort assistée*, coauteur F. Pochard, éditions du Cerf, 2017.

Marie-Bénédicte Haguet
Médecin généraliste de soins de suite et réadaptation gériatrique. DU de soins palliatifs.

Anne-Claude Le Voyer
Directrice adjointe des affaires publiques, AFM-Téléthon. Ancienne directrice adjointe de la direction des patients, usagers et associations, AP-HP.

Pauline Maisani
Directrice générale adjointe des hôpitaux universitaires Paris Nord Val-de-Seine, AP-HP. Son expérience de direction d'une vingtaine d'années en milieu hospitalo-universitaire en France et au Canada (Montréal) l'a notamment amenée à s'investir dans l'amélioration continue de la qualité, de la sécurité des soins et la performance hospitalière.

PRÉFACE

Cet ouvrage collectif coordonné par le Dr Jean-Pol Depoix-Joseph détient au moins trois qualités essentielles qui méritent l'attention du lecteur.

La première est d'actualiser, avec une grande pédagogie, l'ensemble des connaissances portant sur les droits des patients nécessaires à tout soignant. Le droit est une matière vivante qui évolue au gré des transformations de notre société. Les droits des patients n'échappent pas à cette règle, et ce livre témoigne de leur ancrage dans des réalités complexes : réalité épidémiologique, celle des maladies chroniques, réalité technologique avec un très haut niveau de confiance et donc d'espérance dans la médecine et ses techniques ou encore réalité démocratique quant aux devoirs de transparence et de communication des institutions ou de leurs représentants à l'égard des citoyens.
L'actualisation de ces connaissances est indispensable à l'exercice de tout métier de soignant, au sens très large, qui inclue évidemment médecins et professionnels paramédicaux mais aussi responsables administratifs d'un hôpital. Ensemble, ils ont la responsabilité de promouvoir ces droits et de veiller à ce que tout patient puisse en bénéficier sans même avoir à les revendiquer.
Le lecteur trouvera ainsi dans ces pages des connaissances nécessaires au respect des droits des patients et saluera l'effort des auteurs d'avoir opté pour une présentation didactique qui autorise une lecture linéaire mais aussi d'aller glaner telle ou telle information utile pour les situations les plus particulières.

La deuxième qualité de ce travail collectif est sa palette d'auteurs. J'invite le lecteur à prendre le temps de parcourir la présentation des onze signataires : leurs formations, la diversité de leurs métiers, la complémentarité de leurs approches de la maladie, des malades ou de l'hôpital et leurs expériences professionnelles variées... Une approche globale des droits des patients nécessitait précisément de réunir médecins, soignants, juristes, gestionnaires hospitaliers, philosophes en plus évidemment des représentants des patients. C'est la complémentarité de leurs visions qui donne, de fait, à cet ouvrage la profondeur qu'exige le sujet.

La troisième qualité du livre est son titre. Avoir fait le choix de ne pas se consacrer exclusivement aux droits mais d'inclure la place des personnes soignées à l'hôpital marque un positionnement essentiel, et c'est un message fort adressé aux patients et aux professionnels. Les droits n'ont de sens que s'ils accordent une place à celles et ceux qu'ils doivent protéger et défendre. Lutter pour des droits comme l'ont fait des générations de patients, conquérir des droits parfois grâce à l'engagement déterminé de responsables politiques, rendre ces droits effectifs comme doivent le faire les professionnels ou encore veiller à ce que chaque patient en bénéficie comme le font les représentants des usagers ont un seul et même objectif : donner aux personnes soignées à l'hôpital la place qu'elles méritent, cette place à laquelle elles ont tout simplement droit.

À ces trois qualités, il convient d'en ajouter une dernière, celle de l'engagement du Dr Depoix-Joseph. Qu'il soit ici remercié de partager son expérience à la fois comme médecin anesthésiste-réanimateur mais aussi médiateur engagé au quotidien pour le respect scrupuleux des droits des patients et la défense de leur juste place au cœur de notre système de santé.

François Crémieux
Directeur général adjoint de l'AP-HP

INTRODUCTION

Pourquoi un livre de plus sur les droits des patients ? De nombreux articles, livres, exposés se sont consacrés à cette nouvelle position dans le système de soins. Il nous est apparu opportun de nous mettre à la place du patient au cours de son parcours de soins, en fait d'analyser ses droits à travers un « patient traceur ». Ce livre est principalement dédié aux personnels soignants des établissements de santé.

Le patient se doit d'être informé durant sa prise en charge sur le diagnostic de sa maladie, comment elle sera traitée, quels risques il encourt tout au long des procédures diagnostiques ou thérapeutiques invasives, si elles sont envisagées, au cours de la mise en route du traitement. Si un événement indésirable, qu'il soit grave ou non, survient pendant la prise en charge, il y a obligation à informer le patient lors de la survenue de cet événement indésirable, celui-ci étant une réalité dans la prise en charge hospitalière. Bien entendu, cette information se fera en respectant certaines règles. Là, le patient pourra, s'il le souhaite, être mis en contact avec l'équipe de médiation (médecin médiateur, médiateur non médical, chargé de relation avec les usagers, représentant des usagers) mais le patient doit savoir ce qu'il peut attendre du médecin médiateur. Si l'attente est satisfaite, on pourra ainsi parler de médiation réussie.

Pour ce faire, l'information doit être large au sein des établissements de santé, comme des personnels soignants afin d'aider le patient dans ses droits. Dans cette optique, ne seront pas oubliées les personnes les plus vulnérables, qui sont des populations diverses : mineurs, populations non francophones, détenus, personnes âgées, personnes atteintes d'un handicap... Mais il faudra également prendre en compte et respecter les diversités religieuses des usagers. Certaines personnes ont une place importante dans cette aide au patient : les représentants des usagers ; et nous le verrons dans l'évolution des textes avec dorénavant une place reconnue de ces derniers dans les établissements hospitaliers.

Bien entendu, il ne faut pas oublier un moment difficile pour le patient et son entourage : la fin de vie, « ce passage juste avant la mort ».

Si nous arrivons à améliorer toute la prise en charge du patient et sa participation active lors d'une hospitalisation, la judiciarisation au décours d'un séjour hospitalier devrait rester anecdotique, c'est notre souhait.

Pour ce faire, nous avons réuni des auteurs de toutes origines professionnelles : cadre de santé, chargé de relations à la Haute Autorité de santé, philosophe, directeur (rice) d'hôpital, juriste, médecin de soins palliatifs, médecin médiateur, représentant des usagers... qui par leur contribution, nous l'espérons, répondront à de nombreuses interrogations, et aideront à une meilleure prise en compte des patients.

Jean-Pol Depoix-Joseph

DROITS DES PATIENTS À ÊTRE INFORMÉS LORS DE LA SURVENUE D'UN EIG. COMMENT BIEN FAIRE ?

Pauline Maisani, Jean-Pol Depoix-Joseph

Qu'est-ce qu'un EIG (événement indésirable grave) ? Défini par le Code de la santé publique : c'est « un événement inattendu au regard de l'état de santé et de la pathologie de la personne et dont les conséquences sont le décès, la mise en jeu du pronostic vital, la survenue probable d'un déficit fonctionnel permanent y compris une anomalie ou une malformation congénitale » (Code de la santé publique).

EIG : une réalité ?

L'EIG est une réalité concernant tous les établissements de santé, et tous les pays. D'après la littérature, un EIG survient tous les 3 jours dans un service de chirurgie et tous les 5 jours dans un service de médecine de 30 lits. Pendant l'hospitalisation, la fréquence est de 6,2 EIG pour 1 000 jours d'hospitalisation (9,2 en chirurgie et 4,7 en médecine). Plus de 40 % d'entre eux seraient évitables, ce qui donne lieu à 2,6 % de jours d'hospitalisation ou de séjours évitables. Pour exemple, un CHU de 1 500 lits a déclaré 1 988 EIG en 2016. Mais il est certain que la sous-déclaration reste importante en raison de la réticence des professionnels à pointer une erreur par crainte de sanction, par méconnaissance de l'obligation de signalement, par incertitude de la cause. Les EIG peuvent survenir pendant l'hospitalisation au cours d'un acte de soins, de prévention, de diagnostic, mais ils sont le plus souvent associés aux actes invasifs. Dès qu'un EIG survient, le patient doit en être informé. Le droit à l'information est défini par la loi Kouchner du 4 mars 2002. L'information est un droit, sauf si le patient a exprimé le souhait de ne pas être informé. Bien entendu, si des tiers sont exposés à un risque de transmission, l'information pourra être donnée. Si le patient est hors d'état de comprendre, la personne de confiance, ses ayants droit ou son représentant légal devront, eux, être informés. Cette information doit être claire, compréhensible par le patient, le discours doit être adapté. La survenue d'un EIG est inacceptable pour le patient. Une analyse doit alors être entreprise dans les plus brefs délais.

Tableau 1 – Exemples d'analyses d'EIAS (événement indésirable associé aux soins) : travaux réalisés par les organismes agréés pour l'accréditation (OA)

Retard transfusionnel – analyse de 79 déclarations d'EPR ciblés, CFAR, 2010
Erreur d'administration d'un médicament – analyse de 214 déclarations d'EPR ciblés, CFAR, 2010
Accès difficile aux voies aériennes non prévu – analyse de 309 déclarations d'EPR ciblés, CFAR, 2010
Mise en jeu de la sécurité des patients en rapport avec l'utilisation de l'outil informatique, Orthorisq, 2016

Source : HAS, 12 février 2015.

Qui déclare et valide un EI ou un EIG ?

Des systèmes de déclaration existent dans les établissements hospitaliers. Par exemple, l'Assistance publique des hôpitaux de Paris (APHP) est dotée du système OSIRIS (organisation du système d'information des risques). Ces déclarations peuvent être réalisées par tous les professionnels ayant eu connaissance d'un EI ou EIG, sans obligatoirement y être impliqués. Ce système est non punitif, ce qui évite de vouloir passer sous silence un EIG. De fait, le nombre de déclarations d'EI sur la base de données OSIRIS est en augmentation constante.

On entre dans une culture positive de l'erreur qui, jusqu'à preuve du contraire, n'est pas une faute. Rappelons que seul le juge est compétent pour affirmer que l'erreur constitue une faute. Le signalement d'un EIG et son analyse diffèrent donc de la démarche juridique enclenchée suite à une plainte du patient.

Tous ces EI seront analysés par le Bureau d'enquête et d'analyse de l'établissement (BEA), seuls ceux qui seront retenus comme EIG auront une analyse détaillée et seront signalés à l'Agence régionale de santé.

Le patient et son entourage doivent-ils être informés ?

C'est l'évidence. Rappelons que l'information est une obligation. Il est vrai qu'il était coutumier de passer sous silence les EIG. Il est toujours difficile d'annoncer à un patient un dommage associé aux soins. Pourquoi ? Probablement par crainte d'être déconsidéré par ses pairs, d'encourir des décisions directoriales pénalisantes, d'être poursuivi en

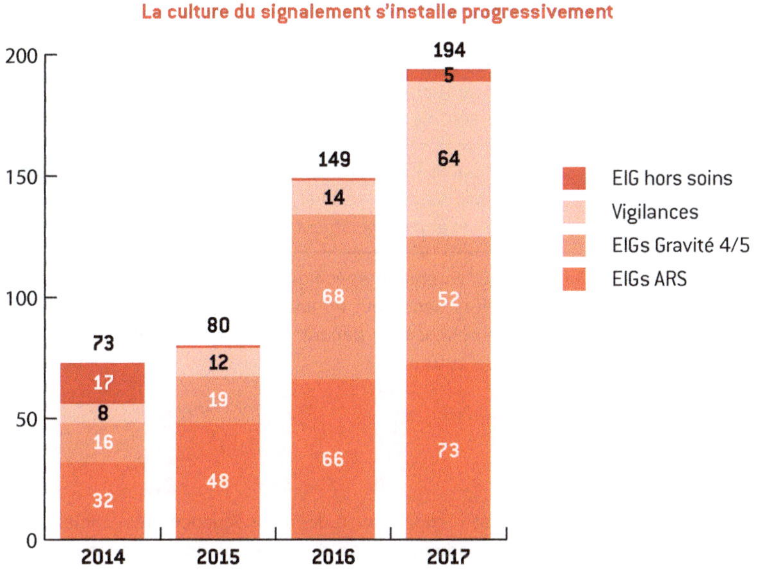

Figure 1 – Analyse des déclarations OSIRIS

Source : AP-HP

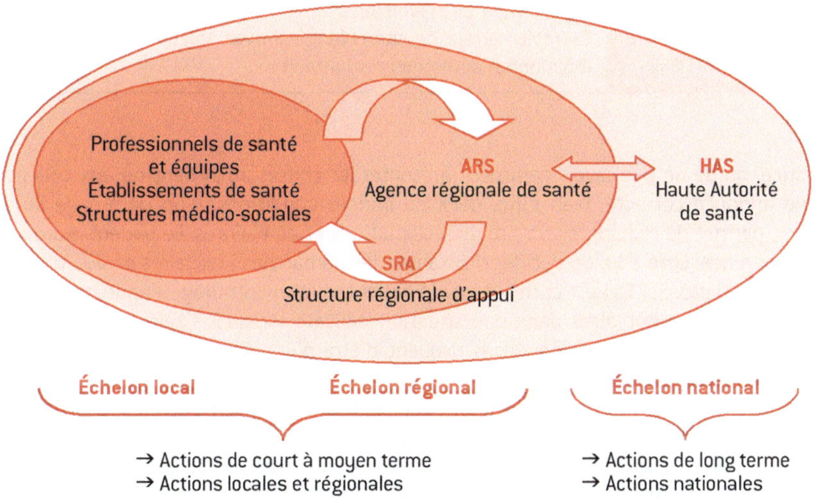

Figure 2 – Dispositif de déclaration des EIG : les acteurs impliqués (HAS, 31 juillet)

Tableau 2 – Différents niveaux de gravité d'un EIG

Niveau 1 : « mineur »	L'EIAS provoque un désagrément ou une insatisfaction au patient Exemple : erreur d'identification d'un patient rectifiée avant la prise de son médicament
Niveau 2	L'EIAS impacte le patient sans mise en jeu de sa sécurité et sans interrompre sa prise en charge initiale Exemple : examen réalisé sur la mauvaise personne
Niveau 3 : « majeur »	Une prise en charge spécifique ou une surveillance accrue sont nécessaires sans pour autant interrompre la prise en charge Exemple : chute d'un patient avec plaie du front nécessitant des points de suture
À partir du niveau 4 : la prise en charge de l'EIAS prend le dessus sur la prise en charge de la pathologie initiale. La prise en charge initiale doit être reportée	
Niveau 4 : « critique »	L'EIAS est récupéré avec des conséquences réversibles Exemple : administration d'un mauvais médicament entraînant une détresse respiratoire et une hospitalisation
Niveau 5 : « catastrophique »	L'EIAS est difficilement récupérable ou non récupérable. On pourra au mieux atténuer ses conséquences qui restent cependant importantes et irréversibles Exemple : erreur de site chirurgical avec ablation du rein fonctionnel au lieu du rein atteint

justice, ou de ne pas savoir comment présenter les choses au patient ou aux collègues. Une annonce correcte, bien faite, dans de bonnes conditions, d'un dommage lié aux soins, permet de réduire le nombre de réclamations et de plaintes. Le patient a droit à la transparence, libre à lui de décider d'entamer des démarches judiciaires en vue d'indemnisation ou pas. Si l'EIG est caché et que le patient, ou son entourage, l'apprend plus tard, les soignants seront alors dans une situation délicate lorsqu'il s'agira d'expliquer leur choix de se taire. Les conséquences risquent d'être plus importantes si des poursuites judiciaires sont engagées.

Le signalement est aussi vertueux pour l'équipe. D'une part, parce qu'il est protecteur de l'équipe (au sens juridique comme du point de vue managérial, parce qu'il permet à l'encadrement d'accompagner l'équipe et, éventuellement, de lui proposer un soutien psychologique) ; d'autre part, parce qu'il aide à corriger les facteurs de cause, grâce à l'analyse des causes de l'événement grave, et à éviter la reproduction des erreurs.

Comment informer le patient et son entourage ?

Depuis plusieurs années, des guides sur « l'information du patient en cas d'évènement indésirable grave » sont disponibles (exemple : guide du REQUA, réseau qualité des établissements de santé de Franche-Comté, octobre 2009).

Les patients ont besoin d'informations claires, transparentes, pour garder la confiance envers l'équipe de soins qui les a pris en charge, ceci est encore plus vrai lors de la survenue d'un EIG. Il est certain que l'information du patient à la suite d'un EIG, longtemps considérée comme tabou, est difficile à mettre en place. Mais, depuis le 4 mars 2002, elle est obligatoire. Rappelons que l'information concernant les risques d'une procédure, d'un acte d'anesthésie ou de chirurgie, est le plus souvent bien faite avant l'hospitalisation (remise de documents). Elle ne doit pas s'arrêter là et doit être poursuivie durant et après l'hospitalisation. L'article L. 1142-4 du CSP stipule que : « Toute personne victime ou s'estimant victime d'un dommage imputable à une activité de prévention, de diagnostic ou de soins ou ses ayants droit, si la personne est décédée, ou, le cas échéant, son représentant légal, doit être informée par le professionnel, l'établissement de santé, les services de santé ou l'organisme concerné sur les circonstances et les causes de ce dommage. »

Il est obligatoire de retranscrire, dans le dossier du patient, les informations qui ont été données. Cette traçabilité dans le dossier du patient est indispensable afin que toute l'équipe médicale et de soins puisse communiquer sur une même information avec le patient. En accord avec le patient, l'information peut être donnée à sa personne de confiance, à sa famille et à ses proches. Le patient décide d'informer les personnes de son choix.

Le patient a-t-il le droit de refuser l'information ? OUI. L'article L. 1111-2 du Code de la santé publique nous dit : « La volonté d'une personne d'être tenue dans l'ignorance d'un diagnostic ou d'un pronostic doit être respectée, sauf lorsque des tiers sont exposés à un risque de transmission. » Cependant, ce Code précise aussi que : « Si la volonté de la personne de refuser ou d'interrompre tout traitement met sa vie en danger, le médecin doit tout mettre en œuvre pour la convaincre d'accepter les soins indispensables. » En cas d'EIG, mettant en jeu le pronostic vital du patient, une obligation de moyens pèse sur le professionnel de santé : il doit convaincre le patient d'accepter les soins indispensables. L'obligation d'information ne s'arrête donc pas au refus du patient.

Il faut être prêt à donner l'information. Celle-ci doit être préparée par l'équipe de soins, médicale et non médicale. Il est impératif que l'équipe donne une information cohérente au patient sur les circonstances et la cause du dommage. Si chacun des professionnels informe à sa manière et laisse entendre des choses différentes, il y a de fortes chances que le patient ne comprenne pas, que le doute naisse en lui. Immanquablement, le patient se demandera si l'équipe de soins ne tente pas de dissimuler des éléments essentiels à la compréhension de ce qui a entraîné la survenue de l'EIG.

L'information donnée au patient lors de la survenue d'un EIG n'est que la poursuite de l'information donnée avant l'hospitalisation sur les risques inhérents à sa prise en charge. Elle est centrée sur l'EIG qui a changé le cours du séjour hospitalier du patient. Bien entendu seront abordés les actions et traitements mis en place pour corriger cet EIG.

Parfois l'information devra être faite en urgence, afin de mettre en place dans les plus brefs délais les traitements de l'EIG.

Tableau 3 – Méthodes déployées par les gestionnaires de risque

Décrire objectivement et collégialement l'enchaînement des faits et les mesures immédiates prises
Repérer les dysfonctionnements ou les erreurs de prise en charge
Rechercher les causes possibles de l'EIG
Présenter les mesures prises pour éviter que l'erreur ne se reproduise

Qui donne l'information ?

Il est important que cela soit un professionnel de santé senior (par opposition au professionnel de santé en formation, par exemple un interne en médecine) ayant participé à la prise en charge du patient. Même si le geste qui a entraîné un EIG a été décidé de façon collégiale, c'est le médecin en charge du patient qui doit en assurer la responsabilité. Celui-ci ne peut se mettre à l'abri de la collégialité ou du chef de service. Pour l'annonce, ce médecin peut être accompagné par son chef de service, voire le médecin médiateur de l'établissement hospitalier, s'il le souhaite.

L'information devra tenir compte de la possibilité pour le patient de recevoir cette information. Celle-ci a toujours un impact sur le psychisme du patient. Tout devra être pris en compte. Le choix des mots, les conditions de l'annonce (lieu, temporalité), le risque de perte de relation de confiance avec le médecin. Devront être également prises en compte les convictions religieuses du patient, la réaction de la personne de confiance, de la famille, des proches, s'ils sont présents lors de l'annonce.

Pour éviter d'avoir à transmettre l'information de manière répétitive à plusieurs membres de la famille proche, il est possible, selon la situation, de réunir plusieurs personnes et de les informer en même temps, ou de demander à la famille de désigner un interlocuteur unique.

Quand donner l'information ?

Elle sera délivrée le plus tôt possible mais toujours dans les 15 jours suivant la découverte du dommage (article L. 1142-4, alinéa 2 du CSP). Après s'être assurée que les soins immédiatement requis ont été apportés au patient, l'équipe médicale et soignante doit désigner le professionnel qui va informer le patient. Il est évident qu'une information complète ne pourra être donnée au patient tant que les résultats des investigations concernant les effets de l'EIG ne seront pas connus. Néanmoins, l'information même si elle est partielle doit être immédiate. Aucune supposition, opinion ou jugement ne doivent être portés lors de cette information. Il faut rester strictement factuel, ne pas insinuer qu'il y a eu faute ou éventuelle mise en cause de la responsabilité tant que l'analyse des causes de l'EIG n'a pu être faite de façon approfondie. L'information ultérieure sera renforcée au fur et à mesure, en fonction des éléments à la disposition du médecin. Si le patient n'est plus hospitalisé, il faut le contacter, lui proposer un rendez-vous afin de lui fournir de vive voix une information complète.

Que proposer au patient ? Que va faire le patient après l'information ?

Le patient (ses représentants légaux ou ses ayants droit en cas de décès) peut faire part de ses remarques directement auprès du directeur de l'hôpital. Il peut également entrer en contact avec la commission des usagers (CDU). Cette commission qui veille au respect des droits des usagers a son rôle à jouer pour aider un patient victime d'un EIG. La réclamation sera examinée par le directeur de l'hôpital, le médiateur médical et/ou par la CDU. Une réponse détaillée sera faite au patient. Ce sont les médecins du service ayant eu en charge le patient qui doivent assurer les premiers entretiens avec le patient, c'est à eux d'assurer l'annonce au patient de l'évènement indésirable lié aux soins.

Parfois, le patient aura déjà entrepris une démarche de demande d'indemnisation auprès de la commission de conciliation et d'indemnisation (CCI). Le patient dispose également d'autres recours s'il estime avoir subi un préjudice grave ou s'il n'est pas satisfait des réponses qui lui sont proposées. La gravité du préjudice est souvent surestimée par le patient, ce qui conduit à des incompréhensions et à des litiges quand l'expertise conclut à un taux d'atteinte permanente inférieur à 24 %, ne donnant pas lieu à indemnisation.

En effet, sont recevables par cette commission les demandes des personnes pour lesquelles le dommage subi a entraîné une atteinte permanente à l'intégrité physique, ou psychique, supérieure à 24 %, ou une durée d'incapacité temporaire de travail d'au moins 6 mois consécutifs ou 6 mois non consécutifs sur 12 mois. La demande est également recevable, à titre exceptionnel, si la personne a été déclarée inapte à exercer son activité professionnelle, ou si elle a subi des troubles particulièrement graves dans ses conditions d'existence. La CCI ordonne alors une expertise dite amiable et rend un avis sur une éventuelle responsabilité au plus tard dans les 6 mois qui suivent. Le patient peut également exercer un recours devant le tribunal administratif territorialement compétent. Cette action est possible quelle que soit la gravité du dommage. Dans tous les cas, les actions tendant à mettre en cause la responsabilité des établissements hospitaliers sont prescrites au terme de 10 ans, à compter de la consolidation du dommage.

Exemple de gestion d'un EIG

Injection par erreur de produit de contraste au cours d'un scanner chez une patiente atteinte d'insuffisance rénale

Mme H. est suivie pour une insuffisance rénale chronique stable depuis 2 ans (créatininémie entre 140 et 180 μmol/L). Une hospitalisation en médecine interne est rendue nécessaire pour établir le bilan d'un prurit persistant. Un scanner thoraco-abdominal est indiqué. À l'hôpital, le service d'hospitalisation renseigne le chiffre de créatininémie, le radiologue assume l'indication d'utilisation de produit de contraste. Par erreur, le scanner est pratiqué avec injection de produit de contraste. Au décours, il est noté une insuffisance rénale aiguë induite par l'association diurétique, antagoniste de l'angiotensine 2, et le produit de contraste. Par sécurité, Mme H. est transférée en réanimation médicale, mais devant la stabilité clinique (pas de dyspnée, pas d'hyperkaliémie) Mme H. est hospitalisée en néphrologie.

Mme H. et sa famille sont reçues et informées par le chef de service de médecine interne de la survenue d'un EIG, celui-ci reconnaît une erreur dans la prise en charge. Le chef de service de radiologie reconnaît également une erreur dans la réalisation du scanner. L'injection de produit de contraste n'aurait pas dû avoir lieu. L'insuffisance rénale s'améliorera sans traitement particulier (après un pic à 480 μmol/L, la créatininémie de sortie est notée à 171 μmol/L).

Néanmoins, la famille souhaite rencontrer le médecin médiateur. La revendication est que l'erreur « occasionne à ce jour une insuffisance rénale avérée, et une incapacité à retravailler ». M. H. exprime le souhait que Mme H. « ait accès à une pension compensant la perte de salaire ainsi qu'à une compensation pour le préjudice moral subi ». Ces séquelles (douleurs lombaires décrites par la famille) empêcheraient Mme H. de reprendre son activité professionnelle. M. H. et sa fille font savoir qu'ils se réservent le droit d'entamer une procédure contre l'hôpital si une solution négociée n'était pas trouvée.

Un mois après la médiation, Mme H. saisit la Direction des affaires juridiques (DAJ) de l'APHP afin d'obtenir un règlement amiable.

Ce dossier de gestion d'un EIG correctement conduit, avec une transparence totale de la reconnaissance de l'erreur, d'une prise en charge adaptée permettant à la patiente une guérison sans séquelles, ne met pas à l'abri de suites. Ici, la famille a souhaité rencontrer le médecin médiateur, non pour obtenir des informations, mais pour faire savoir leur désir d'obtenir une indemnisation. Cette démarche les conduira rapidement à saisir la Direction des affaires juridiques (DAJ) pour un règlement amiable.

Préalablement à tout recours en indemnité devant le juge administratif, le requérant doit formuler auprès du DAJ de l'APHP, sous forme d'une requête amiable, une demande d'indemnisation pour réparation de préjudice :

- après réclamation du patient, une expertise amiable sera réalisée par les médecins-conseils de la DAJ ;
- la DAJ adressera au patient une lettre reconnaissant ou non la responsabilité de l'APHP ;
- dans le cas de reconnaissance de la responsabilité, une transaction avec réparation indemnitaire sera proposée.

Conclusion, il faut avoir à l'esprit que le patient est aujourd'hui mieux informé et plus volontaire pour participer avec les professionnels de santé à sa prise en charge et aux décisions le concernant. Cette réalité renforce plus encore l'obligation légale pour les professionnels de santé d'informer le patient en cas d'EIG.

Pour en savoir plus

« Annonce d'un dommage associé aux soins », document de la Haute Autorité de santé, mars 2011.

« Bien gérer un EIG pour sécuriser les équipes et éviter un contentieux ». Guide de l'APHP, 2018.

« Droits et information des patients ». Guide à l'usage des professionnels de l'APHP, mars 2012.

« Les événements indésirables graves associés aux soins observés dans les établissements de santé ». Résultats des enquêtes nationales menées en 2009 et 2004. DREES 2010.

« Événement indésirable grave : parlons-en ». Guide pratique à l'attention des équipes hospitalières de l'APHP.

Michel P., Minodier C., Moty C., *et al.* « Fréquence et part d'évitabilité des événements indésirables graves dans les établissements de santé ». Résultats des enquêtes ENEIS ; *Le panorama des établissements*, 2011 ; 9-16.

Nestringue C., Or Z. Surcout des évènements indésirables associés aux soins à l'hôpital. *Études et résultats*, 2011 ; 784 : 1-8.

2

DROITS DES PATIENTS À RENCONTRER LE MÉDECIN MÉDIATEUR OU LE MÉDIATEUR NON MÉDICAL. COMMENT FAIRE ? QU'EN ATTENDRE ?

Jean-Pol Depoix-Joseph

Médiation à l'hôpital : son fonctionnement

La notion de conciliateur médical est apparue à l'hôpital en 1981 (décret nº 81-582 du 15 mai 1981). Cette fonction devait initialement revenir à des magistrats honoraires et non à des médecins. Quelques années plus tard, ce décret sera annulé et les premiers médecins conciliateurs seront nommés dans les hôpitaux. La première commission d'information des usagers verra le jour aux Hospices civils de Lyon. À partir de 1996, il existe une commission dans chaque hôpital. Elle examine les réclamations, mais ne rencontre pas les plaignants. L'année 2002 verra la création des commissions de conciliation et d'indemnisation (CCI) qui sont des commissions extérieures à l'hôpital assurant la conciliation. Depuis cette date apparaissent les médiateurs non médicaux et les médecins médiateurs dans chaque établissement, chacun ayant son rôle propre. Le médecin médiateur est responsable des réclamations ayant trait aux soins, au fonctionnement médical des services hospitaliers. Le médiateur non médical s'occupe en théorie des autres réclamations, la logistique, par exemple. La médiation a pour objectifs de renouer la confiance perdue avec le patient, son entourage, et tente d'apaiser le conflit par des solutions amiables. Aux États-Unis, le nombre de contentieux a diminué depuis l'introduction de la médiation.

Le médecin médiateur et le médiateur non médical sont neutres, indépendants et impartiaux. Ils se doivent de prendre du temps pour écouter le patient et, enfin, doivent lui expliquer ses droits.

L'existence de commission des usagers (CDU) – regroupant la direction qualité, les représentants des usagers (RU), le chargé de relations avec les usagers et des associations (CRUA), le médiateur non médical et le médiateur médical – permet une meilleure analyse des réclamations et des réponses apportées. Pour que cette commission puisse fonctionner efficacement, il est souhaitable que chaque membre soit accessible pour les patients. En général, le CRUA et les médiateurs sont parfaitement identifiés dans l'établissement, il n'en va pas de même pour les RU. En théorie, leurs noms et coordonnées téléphoniques figurent sur le livret d'accueil. Mais il semble que seuls 79 % des RU sont facilement joignables pour un usager. Ceci explique peut-être en partie le peu de réclamations faites directement auprès des RU et leur faible implication lors des médiations. Seuls 19 % ont été impliqués dans une médiation, à ce jour, mais ce nombre est malgré tout en augmentation.

Bien que la loi Kouchner existe depuis de nombreuses années (4 mars 2002), il faut bien admettre que le recours au médecin médiateur n'est pas très fréquent. Pour exemple, en 2015, 6 136 réclamations ont été reçues à l'APHP. Elles ont donné lieu à 174 médiations, soit 3 % des réclamations. En 2016, 141 médiations ont été effectuées sur 269 propositions de médiation, avec un nombre de médiations non médicales quasi nul. Un constat qui laisse à penser que la médiation reste mal connue. Il faut reconnaître que si la médiation est mal connue des patients et de leur entourage, elle n'est pas plus connue des professionnels de santé, que cela soit dans son existence, sa mission, et dans ce qu'elle peut apporter aux équipes de soins.

Actuellement, il est conseillé de proposer une médiation, même si le patient a déposé un recours en contentieux ; cela peut paraître inutile pour le médecin médiateur car à ce stade la solution amiable ne semble plus possible. Néanmoins, cela montre l'intérêt des professionnels de soins d'essayer de comprendre, d'expliquer, voire de trouver une solution plus simple pour le plaignant qu'un recours en justice.

Une chose est certaine, la médiation doit être proposée très tôt. Il ne faut pas attendre que le plaignant envoie de nombreux courriers et reçoive des réponses non adaptées et enfin que ce dernier réclame à rencontrer le médecin médiateur. C'est le médecin médiateur qui doit aller vers le patient. La médiation déclenchée très tôt évite la rupture de communication, de plus elle peut aider l'équipe de soins avec laquelle la communication est devenue difficile, voire impossible. Cette aide est parfois précieuse quand l'équipe est sujette à des menaces verbales, écrites, plus rarement physiques. Lorsqu'il existe des menaces écrites injustifiées, une plainte pour diffamation peut être envisagée dans les jours suivants ou un droit de réponse dans les 3 mois, s'il s'agit d'écrits via les réseaux sociaux. Il semble que les personnes mises en cause doivent être nommément citées pour que la plainte pour diffamation soit possible.

Une formation régulière des médiateurs est souhaitable, cela permet d'homogénéiser les pratiques, de s'enrichir de par les expériences des autres. Actuellement, des rencontres régulières de médiateurs existent à l'APHP. Pour sa part, l'association française des médecins médiateurs (AFMM) organise une journée annuelle de rencontre. Des formations des RU à la médiation se mettent également en place. Ceci va permettre, dans un avenir proche, d'envisager la création plus fréquente de binômes médiateur/RU pour chaque médiation.

Pourquoi un patient, une famille se rapprochent-ils du médecin médiateur ?

Que nous disent les lettres de réclamation ? « La prise en charge a été médiocre, inadéquate », « Au cours de mon hospitalisation, j'ai contracté une infection », « L'infirmière s'est trompée de médicaments », « J'ai eu un examen qui m'était contre-indiqué »,

« Un accident thérapeutique est survenu », le diagnostic est contesté. Mais, le plus souvent, il s'agit de problèmes de communication, d'information. Le patient veut avant tout comprendre, et s'exprimer sur son ressenti. Il a rarement eu le temps de le faire durant son hospitalisation, ou n'a pas osé poser de questions. Les défauts d'information et d'explication, les problèmes relationnels sont sources de nombreux conflits. Il est vrai que le délai d'écoute du patient reste bref au cours des visites en hospitalisation, il est de 23 secondes en moyenne avant la redirection de l'entretien par le médecin (3 « Dire », 3 « Quoi »). En fait le patient n'est pas écouté, pas compris. C'est ce manque de communication qui est mal vécu par le patient et sa famille. La compassion est remplacée par la technicité de la médecine.

Dans la première phase de la réclamation, les patients souhaitent simplement une explication. La motivation de dédommagement est exceptionnellement abordée d'emblée. Celle-ci intervient le plus souvent en cas de non-réponse à la réclamation ou à une réponse considérée comme inadaptée, insuffisante. Le type de réponse, la proposition de rencontre avec le médecin médiateur sont primordiales. Elles peuvent éviter la transformation d'une simple réclamation en une plainte auprès de la justice ou du conseil de l'Ordre des médecins.

Au départ, le patient attend de l'hôpital ou du médecin des excuses, des explications sur ce qu'il considère comme des dysfonctionnements. Pas toujours facile, car le médecin a beaucoup de mal à accepter cette demande. C'est dommage, car beaucoup de réclamations pourraient s'arrêter après quelques mots de regrets de la part du médecin. Le refus ou le retard de transfert d'un dossier médical, pour prendre avis dans un autre établissement, n'est pas acceptable pour le patient. À ce stade, le patient, refuse souvent de s'acquitter de certains frais liés à sa prise en charge. Le médecin médiateur ne doit pas oublier qu'il peut demander à l'administration de suspendre le recouvrement pendant la période de réclamation. Pour un patient, recevoir un avis de recouvrement de frais non réglés par un huissier, pendant une période de médiation, n'aide pas à apaiser le conflit. Certaines familles se tournent vers le médecin médiateur, car la fin de vie n'est pas comprise. « Il était en soins palliatifs pour son cancer du pancréas, il souffrait mais il allait bien. Il est décédé une semaine plus tard. Que s'est-il passé ? Les médicaments utilisés ne sont-ils pas la cause du décès ? » On voit ici l'ambiguïté pour la famille entre sédation profonde continue et euthanasie.

Six caractéristiques différencient la sédation profonde et continue maintenue jusqu'au décès, de l'euthanasie : l'intention, le moyen pour atteindre le résultat, la procédure, le résultat, la temporalité et la législation.

Que peuvent-ils attendre du médecin médiateur ?

La médiation a maintenant une place importante dans la commission des usagers (CDU). La CDU est là pour faire respecter le droit des patients et pour leur faciliter les différentes démarches. C'est ainsi que le médecin médiateur, qui reçoit un patient mécontent, doit rendre compte à la CDU. Bien entendu, en fonction de la réclamation, de la situation, du

Tableau 1 – Détails des six caractéristiques

	Sédation profonde et continue maintenue jusqu'au décès	Euthanasie
Intention	Soulager une souffrance réfractaire	Répondre à la demande de mort du patient
Moyen	Altérer la conscience profondément	Provoquer la mort
Procédure	Médicaments sédatifs à doses adaptées pour une sédation profonde	Utilisation d'un médicament à dose létale
Résultat	Sédation profonde poursuivie jusqu'au décès dû à l'évolution de la maladie	Mort immédiate du patient
Temporalité	La mort survient dans un délai qui ne peut être prévu	La mort est provoquée rapidement par un produit létal
Législation	Autorisée par la loi	Illégale

simple mécontentement dans la prise en charge du patient ou, à l'extrême, d'un décès incompris pour les proches du patient. « Quand il est entré à l'hôpital, il allait bien, maintenant il est mort. » De nombreuses familles attendent beaucoup de l'échange qu'elles auront lors de la médiation. Bien sûr, il y aura toujours des patients qui souhaiteront rencontrer le médecin médiateur en vue d'alimenter un dossier indemnitaire même si, lors de l'entretien, ils affirment que leur démarche est uniquement informative : comprendre ce qu'il s'est passé, comprendre le choix de la thérapeutique. Le plus souvent, ils disent que leur démarche n'est pas pour eux, mais pour protéger les patients ultérieurs de décisions qu'ils considèrent comme inacceptables. Lors de l'entretien, le médecin médiateur sera à l'écoute, il essayera de réparer les insuffisances de communication qui sont donc souvent à l'origine du mécontentement. Médecin, il pourra expliquer la prise en charge médicale sans pour autant faire une expertise médicale de cette dernière, ce n'est pas son rôle. Il ne devra pas négliger de répondre à des questions non médicales, parfois à peine évoquées, difficultés financières immédiates dues à la disparition d'une source de revenu, adaptation d'un logement pour vivre un handicap. Répondre à ces questions, aider à les régler (appels aux services sociaux) permet souvent d'apaiser la situation. Il est évident que la plupart des patients attendent beaucoup du médecin médiateur dans une situation de détresse où ils ne savent plus à qui s'adresser, où ils sentent isolés.

Au début de la médiation, il est bon pour le médecin médiateur de s'enquérir de la motivation de la démarche : explications concernant la prise en charge ? Demande indemnitaire ? Poursuite judiciaire envers l'hôpital, le médecin, le personnel soignant ? Le médecin médiateur se doit alors d'expliquer au réclamant les possibles voies de recours qui lui sont offertes.

1) Réclamation amiable auprès de la Direction des affaires juridiques (APHP) ou auprès de l'assureur de l'établissement. Cette procédure est en augmentation constante. L'augmentation annuelle avoisine les 100 réclamations ; 70 % aboutiront à une procédure amiable.
2) Saisie de la commission de conciliation et d'indemnisation (CCI). Ici également, il existe une augmentation constante du nombre annuel de dossiers. Cette démarche est gratuite, ne nécessite pas d'avocat, est beaucoup plus rapide que le tribunal, 2 à 6 mois environ. Suite à l'avis de la CCI, la victime d'un EIG peut être indemnisée :
   - par l'assurance du professionnel ou de l'établissement lorsqu'il y a une faute ;
   - par l'ONIAM, au titre de la solidarité nationale, lorsqu'il n'y a pas eu de faute et que l'accident médical est anormal. Mais une réparation n'est acceptée que lorsqu'un certain degré de gravité est atteint (arrêt de travail de plus de 6 mois consécutifs ou 6 mois non consécutifs sur une période d'une année, changement de profession nécessaire, troubles particulièrement graves (conditions d'existence), invalidité supérieure à 24 %. Par exemple, la perte de la vision correspond à un taux de 25 %. Cela est souvent mal compris, car le patient surestime toujours son handicap par rapport aux conclusions de l'expertise. Si la responsabilité des soignants est reconnue, c'est l'assureur du professionnel ou de l'établissement qui doit indemniser le patient, si la responsabilité de l'équipe n'est pas en cause, la victime est indemnisée par l'Office national d'indemnisation des accidents médicaux (ONIAM).
3) Plainte devant le tribunal de grande instance (activité libérale), le tribunal administratif (activité publique). Le patient doit apporter une expertise médicale dont les frais lui incombent, l'expert fixe ses honoraires, il y a une grande disparité selon l'endroit où est effectuée l'expertise. La présence d'un avocat est obligatoire.
4) Si le patient recherche une sanction contre un personnel de l'équipe de soins, médecin, infirmier(e), aide-soignant(e), il portera plainte auprès de la police, de la gendarmerie, du procureur de la République.
5) Enfin, il peut aussi s'adresser au conseil de l'Ordre des médecins pour manquement au Code de déontologie. Cette procédure n'est pas applicable s'il s'agit de médecins du service public.

Dans tous les cas, l'acceptation d'une offre d'indemnisation dans le cadre d'une procédure amiable entraîne la perte de droit d'obtenir une indemnisation devant les tribunaux civils ou administratifs, même si le plaignant a entrepris une démarche auprès de ces derniers dans le même temps.

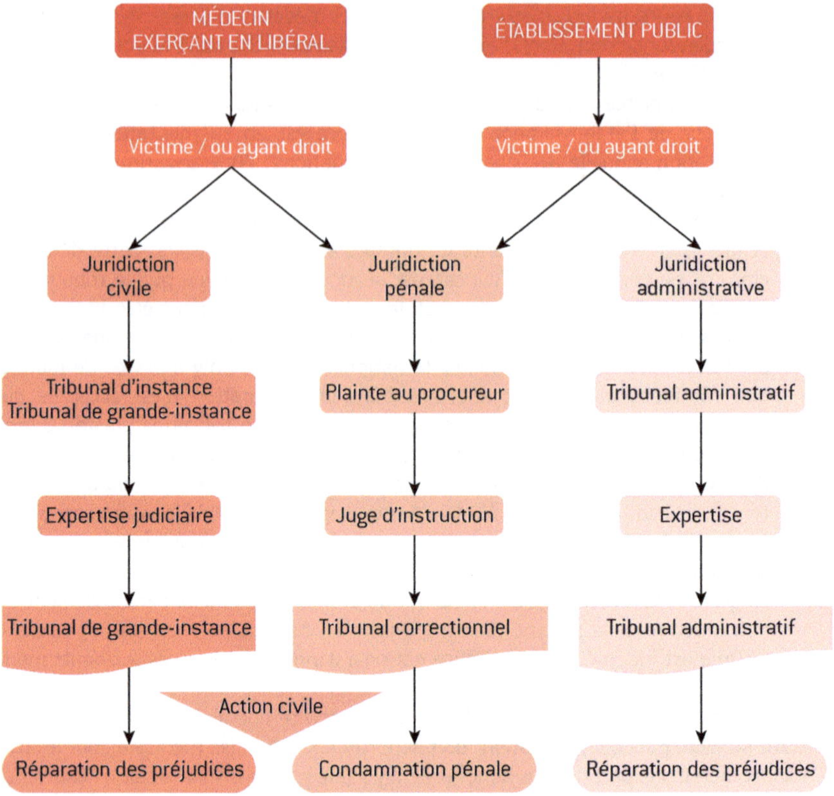

Figure 1 – Voies de recours

Comment entrer en contact avec le médecin médiateur ?

La réclamation peut être orale ou écrite. Le plus souvent, le réclamant s'adresse au secrétariat de la CDU, en pratique au bureau du CRUA, soit par courrier, soit par un contact direct. La réclamation peut être adressée par courrier au chef de service, au directeur du site, ou être notifiée dans le questionnaire de satisfaction. Plus exceptionnellement, la réclamation sera adressée à la direction générale du groupe hospitalier, au médiateur de la République, à l'Agence régionale de santé, au ministère de la Santé, à la présidence de la République. Quel que soit le site où est adressée la réclamation, celle-ci

sera gérée par la CDU de l'hôpital. La procédure de gestion des courriers de réclamation est très importante, elle permet d'apporter des réponses rapides et de déclencher une médiation si la réclamation est alarmante. La réponse apportée par la CDU ne se fera qu'après renseignement pris auprès de l'équipe soignante. La médiation sera proposée, on ne convoque pas un plaignant pour une rencontre avec le médiateur. En proposant une médiation, il faut en exposer les principes et les règles, le plaignant pourra ainsi en tirer le bénéfice escompté.
Dès que la médiation est demandée, le médiateur rencontre l'usager sous huitaine; lorsque le patient est encore hospitalisé, il est bon que la rencontre ait lieu durant l'hospitalisation. Pour que le médecin médiateur ait accès au dossier médical, il est nécessaire d'obtenir l'autorisation préalable écrite du patient ou de la famille. Le dossier médical appartient au patient, il n'est pas question d'en prendre connaissance sans un accord préalable. Parfois, une enquête concernant le service de soins peut être faite, avec l'aide des soignants de ce même service. Elle permet d'obtenir des éléments sur la prise en charge médicale du patient, des relations du patient et de l'entourage avec les soignants, et le médecin médiateur peut aussi prendre contact avec les collègues concernés par la réclamation. La connaissance de l'établissement donne une légitimité au médiateur pour rencontrer ses collègues et les équipes soignantes. Au vu des résultats de cette enquête, des rencontres et des éléments apportés par la lecture du dossier, le médecin médiateur pourra conduire à bien la médiation. Cette analyse du dossier préalable à la médiation n'est pas pratiquée par tous, certains médiateurs préfèrent rencontrer le patient pour l'écouter de façon neutre, sans être influencé par la lecture du dossier. Il n'y a pas de règle, de consensus sur ce sujet. Au terme de la médiation, un compte rendu contradictoire, c'est-à-dire rédigé avec le patient ou après relecture et correction par celui-ci, sera adressé au président de la CDU. La CDU acceptera le compte rendu de médiation et pourra formuler des recommandations en vue d'apporter des actions correctives. Le patient peut se déclarer satisfait de la réponse apportée ou poursuivre sa réclamation. Ensuite, il peut être intéressant de se rapprocher du service pour faire un retour sur le déroulement de la médiation, les ressentis et souhaits du requérant, les propositions d'actions correctrices.

Qui peut prétendre participer à la médiation?

Bien entendu, le plaignant et son entourage. En cas de décès du patient, les ayants droit peuvent demander à rencontrer le médecin médiateur. Il doit être précisé au plaignant qu'il peut se faire accompagner, lors de l'entretien de médiation, par un conjoint, un proche, une personne de confiance, un RU ou un avocat. Si le patient souhaite être accompagné par un avocat, il doit être rappelé à celui-ci qu'il participe à la médiation comme témoin, que la médiation n'est pas une expertise contradictoire. Le rôle de l'avocat est d'écouter les arguments du médecin médiateur pour conseiller son client ultérieurement.

Le médecin médiateur peut également être assisté par un autre médiateur ou le médiateur non médical, selon le type de réclamation. La présence d'un RU quoique exceptionnelle est maintenant recommandée. Certains préconisent la formation des RU à la médiation, ce qui permettrait de faire intervenir un binôme médiateur/RU. En revanche, la place du CRUA dans la médiation est discutée, acceptée par certains, refusée par d'autres, bien que le CRUA ait déjà engagé une forme de médiation lors du premier contact avec le patient, la famille. De plus en plus, on s'achemine vers la notion d'équipe composée des 2 médiateurs, du CRUA, d'un RU. Lors du premier entretien, il est préférable de ne pas faire participer l'équipe incriminée car, le plus souvent, la médiation sera difficile, houleuse. Il faut proposer au plaignant une rencontre ultérieure avec les personnes incriminées. Celle-ci sera acceptée ou refusée.

Déroulement d'un entretien de médiation

Le médecin médiateur est là pour écouter, tenter d'apaiser le conflit. Le médiateur doit répondre aux questions du patient, même si elles sont d'ordre médical, sans pour autant se positionner en expert médical. L'entretien sera le plus souvent long, sans agressivité. Deux heures sont la règle. Au-delà, il est préférable de proposer une nouvelle rencontre qui sera plus fructueuse. Bien que souvent salarié de l'hôpital, c'est le cas pour 76,5 % d'entre eux, le médecin médiateur est indépendant et libre dans la conduite de l'entretien. Il lui est recommandé de se présenter en tenue civile pour respecter la symétrie de la relation, le médecin médiateur sera ainsi moins perçu comme un soignant. Une des limites vient du fait que le patient puisse douter de la neutralité du médecin médiateur en raison de son appartenance à l'hôpital. En début d'entretien, il est bon de rappeler au patient que le médiateur n'est pas un expert médical, ni un juge, ni un assureur qui fait une proposition d'indemnisation. Il n'est pas non plus là pour défendre l'équipe de soins ou l'hôpital. Le médiateur devrait être *« un expert en qualité relationnelle »*. Sa mission est de restaurer le dialogue, de vérifier s'il ne s'agit pas d'un malentendu.

La médiation ne s'improvise pas, elle se prépare. Il faut connaître les participants présents. Le médiateur doit choisir les personnels, notamment, qu'il souhaite voir participer. Le plus souvent, c'est lors de la seconde réunion qu'il leur demandera d'être présents. Il est important de ne recevoir la première fois que le patient ou ses ayants droit, clairement identifiés, en cas de décès du patient. Il en est de même lors de conflits familiaux, il faut essayer de les identifier auparavant et demander à recevoir les personnes qui pourront servir de relais auprès de la famille.

La médiation doit se dérouler selon une forme prévue, organisée à l'avance. D'abord une synthèse de la prise en charge sera faite avec le réclamant, en vérifiant le parcours de soins du patient, les examens effectués, les conclusions médicales et la prise en charge thérapeutique. Le patient exprimera son ressenti sur la prise en charge. Des explications faites par le médecin médiateur pourront apporter des éclaircissements ou corriger des interprétations erronées. Il n'est ici question que de comprendre, d'éviter que ce qu'il s'est passé se renouvelle avec d'autres patients. En fait, ce sera un signal d'alarme envers le service, l'établissement, sur ce qui est jugé comme un dysfonctionnement. Ce n'est souvent que secondairement, lors d'un nouvel entretien ou par courrier, que le patient manifeste le souhait de recevoir une compensation financière de ce qu'il estime être un préjudice, une erreur dans la prise en charge. Au terme de l'échange, le médecin médiateur doit rester en lien avec la famille : communication des téléphones et adresses courriel où il peut être joint. Bien entendu, les divers recours envisageables seront présentés en fin de rencontre. Un compte rendu de médiation sera rédigé sous huitaine et envoyé au patient qui l'acceptera en l'état ou demandera des corrections ou ajouts ; ceux-ci seront respectés.

La médiation pourra d'emblée paraître difficile quand le patient se présentera avec des documents extraits de sites internet pour justifier l'anormalité de la prise en charge. Le médecin médiateur doit-il être inquiet ou tout simplement ne pas vouloir tenir compte de ce que le patient a pu lire ? Il faut être prudent, tout n'est pas inexact dans les publications internet. Dans une revue systématique analysant près de 6 000 sites (Eysenbach, *et al.*, 2002), les auteurs se sont intéressés à 4 600 messages consacrés au cancer du sein publiés en 4 mois. Seuls 10 messages contenaient des informations fausses, toutes corrigées dans un délai d'une demi-heure à 4 heures. Le niveau d'expertise apparaît donc élevé puisque peu d'erreurs circulent et sont le plus souvent repérées rapidement. Ce qui fait s'interroger Madeleine Akrich : « Internet : intrus ou médiateur dans la relation patient/médecin ? » Le médecin médiateur doit donc se garder de mettre en garde contre les dangers d'Internet, d'avoir une réaction d'hostilité ou d'irritation face à un patient qui est peut-être plus averti que ne le pense le médecin médiateur. Désormais, le patient souhaite être un acteur qui veut coopérer avec les professionnels de santé. Internet ne contribue pas à la perte « d'autorité » des personnels de soins. Il semble même qu'un patient informé, actif sur sa prise en charge, serait moins enclin à blâmer l'équipe qui l'a pris en charge. Si les explications initiales avaient été correctes, suffisantes, comprises par le patient, celui-ci n'aurait pas eu envie de s'auto-informer auprès d'un tiers ou d'Internet.

La médiation pour le patient est un moment difficile, comme pour le médecin médiateur. Lorsque la médiation est proposée à la suite d'une réclamation, quelques patients la refusent. Pourquoi ? Crainte de ne pas être compris, difficulté à exprimer son ressenti, crainte de perte de temps, car le médecin médiateur fait partie de l'établissement. *« Il n'y aura aucun résultat »*, c'est l'échec assuré, alors pourquoi cette perte de temps ?

Mais d'autres freins existent. Ce sont la compréhension et la mémorisation des explications reçues. À ceci participe l'émotion, le souvenir de ce qui s'est passé, la connaissance limitée des termes médicaux. On peut y ajouter l'aspect social et culturel. Un des obstacles que rencontre le patient, oser poser des questions, la peur de ne pas comprendre, mais surtout une position asymétrique, car prendre un rendez-vous de médiation est une étape dans la réclamation pour beaucoup de patients, complètement différente d'un courrier adressé à un directeur de site hospitalier ou à un message laissé sur un site destiné aux usagers.

C'est le rôle du médecin médiateur de se faire comprendre. Le référentiel de la HAS « 3 Dire, 3 Quoi » de la commission des pratiques et des parcours peut aider (HAS septembre 2015).

Tableau 2 – Comment faire ? Trois étapes successives

DIRE	Expliquer lentement, avec des mots simples, des images, des schémas, en étant empathique et respectueux du patient
FAIRE DIRE	Vérifier la compréhension du patient en lui demandant une reformulation
RE-DIRE	Réexpliquer si nécessaire jusqu'à s'assurer de la compréhension du patient

Le RU participe à la médiation, mais a-t-il un rôle propre ? Le RU est légitime, facilitateur dans la médiation. Bien entendu, il doit rester neutre. Prendre parti pour l'équipe médicale ou le requérant reste un exercice périlleux. En tout état de cause, le RU est soumis au secret médical, bien qu'il n'ait pas accès au dossier médical à l'exception de sa remise en main propre par le requérant. Au décours de la médiation, il aura un regard sur le rapport de médiation afin de l'amender.

La médiation a-t-elle réussi ?

La difficulté reste d'évaluer les résultats de la médiation. Aucun système n'existe, permettant de mesurer la satisfaction des usagers au décours de la médiation. Peu de patients réagissent aux conclusions de la médiation ou à celles de la CDU. Le médecin médiateur s'efforcera à chaque fois de proposer des mesures correctrices, mais il faut savoir que des mesures exceptionnelles sont rares. La plupart des réclamations sont motivées par des comportements de personnels de soins, des annonces de maladie, d'événements indésirables vécus dans des conditions inacceptables pour le patient. Il est certain que si les patients réagissent sur le moment dans la colère, ceux qui n'obtiennent pas le résultat immédiat escompté se découragent généralement. Il est le plus souvent argué que « l'enjeu et la faible probabilité d'être reconnu dans son droit ne justifient pas une telle dépense d'énergie ».

Conclusion : la médiation est utile lorsqu'un conflit existe entre l'équipe de soins, l'hôpital et un patient. Elle doit permettre de restaurer la confiance en répondant aux interrogations du patient, sur la possibilité de sa prise en charge ultérieure dans l'établissement si elle est souhaitée. C'est au cours de la médiation qu'il est astucieux de proposer la remise du dossier médical demandé et surtout d'expliquer son contenu. La médiation se doit d'être proposée le plus souvent possible, même si le requérant est déjà dans des procédures indemnitaires ou judiciaires, ce qui peut paraître une perte de temps pour le médecin médiateur. Mais il n'en est rien, cette position permet de ne pas rompre le contact avec le requérant ou ses proches.

Pour en savoir plus

Akrich M., Meadel C. « Internet : intrus ou médiateur dans la relation patient/médecin ? » *Santé, société et solidarité*, n° 2, 2009.

Aron E. La médiation pour les conflits médicaux. *Bull. Acad. Natle Med*, 2005, 189 : 729-37.

https://hal-mines-paristech.archives-ouvertes.fr/hal-00397183

« La médiation en établissement de santé ». Enquête régionale 2012. Agence régionale de santé Île de France.

« La médiation médicale en établissements de santé ». Guide des bonnes pratiques, 2012-2013. Agence régionale de santé l'Île de France.

Massing L. « La médiation à l'hôpital : utopie ou réalité pour l'usager ». https://managersante.com/2017/08/18/la-mediation-a-lhopital-utopie-ou-realite-pour-lusager/

May-Michelangeli L. 3 Dire, 3 Quoi. HAS, 2015.

ONIAM : rapport d'activité 2017.

Rochand H., Chevalier P. « La médiation médicale à l'hôpital. Un autre regard ». Les guides de l'APHP, éditions Lamarre, 2008.

Wils J. « La médiation médicale et non médicale ». MAPAR, 2004.

3 COMMENT DIFFUSER L'INFORMATION AUPRÈS DES SOIGNANTS DANS UN ÉTABLISSEMENT DE SOINS

Valéria Bretteville-Hoffmann

Quelles sont les différentes étapes de formation et de sensibilisation ?
Et qui intervient lors de ces différentes étapes ?

Institut de formation en soins infirmiers (IFSI)

Les droits des patients et des usagers sont abordés par les enseignants, lors de la formation théorique des futurs soignants, dans le cadre de l'unité d'enseignement 1.3 « Législation, éthique et déontologie » (pages 66 et 67 du Berger-Levrault) et bien entendu tout au long des 3 années de formation.

La mise en application se fait sous forme de stage auprès des patients. Des tuteurs nommés par les établissements de santé assurent cet encadrement, une évaluation est faite lors du bilan de stage, et les commentaires sont notés sur le portfolio de l'étudiant.

Les enseignants assurant cette formation sont titulaires au minimum d'un diplôme universitaire d'éthique, voire d'un master « éthique ».

Avant de commencer son exercice professionnel, l'infirmier(ère) fait une demande d'inscription à l'Ordre infirmier.

« L'Ordre national des infirmiers veille à maintenir les principes éthiques et à développer la compétence, indispensables à l'exercice de la profession. Le conseil national de l'Ordre rédige un Code de déontologie. Ce code énonce les devoirs des infirmiers dans leurs rapports avec les patients, les autres membres de la profession et les autres professionnels de santé. »

Dans le Code de déontologie des infirmiers, décret n° 2016-1605 du 25 novembre 2016, chapitre section 2, « Devoirs envers les patients », nous pouvons lire les articles R. 4312-10 à R. 4312-24 sur le respect de l'intérêt du patient et du cadre d'exercice.

(Article L. 4312-1 du Code de la santé, décret n° 2016-1605 du 25 novembre 2016.)

Exemple d'unité d'enseignement

Unité d'enseignement 1.3 S1 : Législation, éthique, déontologie
Semestre : 1. Compétence : 7
CM : 20 heures – **TD** : 20 heures – **TP** : 10 heures
ECTS : 2

Prérequis
Aucun.

Objectifs
Caractériser les conceptions philosophiques de l'être humain et les courants de pensée correspondants.
Comparer les conceptions philosophiques de l'être humain à l'œuvre dans des questions sociales contemporaines.
Distinguer les notions de droit, morale, éthique.
Identifier les valeurs de la profession d'infirmière, intégrer les éléments des règles professionnelles et expliciter le lien avec la pratique.
Expliciter la notion de responsabilité professionnelle.
Citer les droits fondamentaux des patients et l'implication de ces droits dans la pratique professionnelle.

Éléments de contenu
Les concepts en philosophie et éthique :
- homme, liberté, humanité, altérité, dignité, vulnérabilité, identité sociale, reconnaissance ;
- éthique, morale, déontologie, responsabilité, altérité, dilemme, conflit, consensus ;
- respect, intégrité, engagement, parole donnée, impuissance ;
- normes, valeurs.

L'exercice professionnel et la responsabilité (Code de la santé publique, textes non codifiés...).
Les droits de l'homme, notamment ceux de l'enfant, de la personne âgée, de la personne vivant un handicap (chartes, textes internationaux et nationaux...).
Les droits des patients, notamment en santé mentale et en psychiatrie, obligation de soins, hospitalisation et soins sans consentement, restriction des libertés, régime de protection des personnes présentant des incapacités (mineurs, majeurs sous tutelle...).
La confidentialité et le secret professionnel (accès des documents, transmission d'information, réponse à des tiers...).

Recommandations pédagogiques
Cette unité vise à donner à l'étudiant des bases solides et les moyens de les approfondir dans les domaines des valeurs et des droits humains. L'étudiant doit à la fois

s'interroger sur son propre système de valeurs et être en capacité de reconnaître celui des autres en fonction des références utilisées.
Il doit apprendre à distinguer ce qui relève du droit, de la déontologie, de la morale et de l'éthique, et de situer ses actions en les inscrivant dans un contexte de société porteuse de valeurs humanistes.
Il doit comprendre l'importance des références et du sens dans son action et la nécessité du recul et de la réflexion, notamment exprimée en équipe, afin de mieux agir.
Dans le souci de mettre les étudiants dans une démarche de questionnement, la formation alternera entre des apports de connaissances, des travaux de recherche et d'étude documentaires, et des modalités interactives avec les étudiants.

Modalités d'évaluation
Évaluation écrite.

Critères d'évaluation
Exactitude des connaissances.
Justesse dans l'utilisation des notions.

Exemple d'unité d'enseignement

Unité d'enseignement 1.3 S4 : Législation, éthique, déontologie
Semestre : 4. Compétence : 7
CM : 30 heures – **TD** : 20 heures – **TP** : 25 heures
ECTS : 3

Prérequis
UE 1.3. S1.

Objectifs
Appliquer les principes éthiques dans des situations de soins posant un dilemme.
Utiliser un raisonnement et une démarche de questionnement éthique dans le contexte professionnel.
Évaluer les conséquences de la notion de responsabilité professionnelle.

Éléments de contenu
Les principes fondamentaux du droit public et privé en France (juridictions, service public...).
La responsabilité (civile, pénale, administrative, professionnelle).
Les approches théoriques et les processus décisionnels permettant l'étude de situations éthiques.
La démarche d'analyse d'une question éthique en équipe pluriprofessionnelle.

Recommandations pédagogiques

Les étudiants sont placés progressivement devant des situations qui leur demandent de mobiliser leurs connaissances en droit des personnes et des patients, d'utiliser les règles de la déontologie et de mener une démarche d'analyse et de positionnement éthique.

Les étudiants doivent intégrer l'importance d'une réflexion en équipe dans l'analyse et le choix d'actions en adéquation avec les principes éthiques.

Ils doivent être capables de porter et d'argumenter les questions qu'ils perçoivent comme éthique devant un groupe.

Les formateurs utiliseront des situations de soins actualisées et travaillées en lien avec les professionnels concernés.

Modalités d'évaluation

Travail écrit d'analyse d'une situation de soins posant un questionnement éthique réalisé en groupe restreint.

Critères d'évaluation

Pertinence de l'analyse et du questionnement.

Utilisation des concepts et des connaissances.

Établissements de santé

Tout d'abord, les directions des établissements de santé intègrent dans leur projet d'établissement et leur projet de soins les thématiques concernant les droits des usagers.

La vision « parcours patient » permet de mener des actions efficaces à toutes les étapes de la prise en charge des patients et d'impliquer fortement le personnel en contact avec les patients et les proches.

Pour cela, plusieurs axes sont possibles comme d'élaborer une procédure d'accueil des patients, qui inclut la remise systématique du livret d'accueil, première étape de transmission d'information pour les patients. Ce document est remis le plus tôt possible avant l'hospitalisation.

Dans certains établissements, comme les centres de lutte contre le cancer, CLCC, où le patient entre dans un parcours long et complexe, il est important d'aborder certaines thématiques au plus vite, comme la personne de confiance.

Un point particulier sera fait auprès du personnel administratif chargé des admissions sur le rôle de la personne de confiance.

Lors de la création du dossier administratif et de la remise du livret d'accueil pour chaque nouveau patient, une présentation de la plaquette expliquant les modalités de désignation d'une personne de confiance est réalisée. Le formulaire de désignation est donné et commenté.

Procédure proposée par Unicancer à tous les établissements CLCC

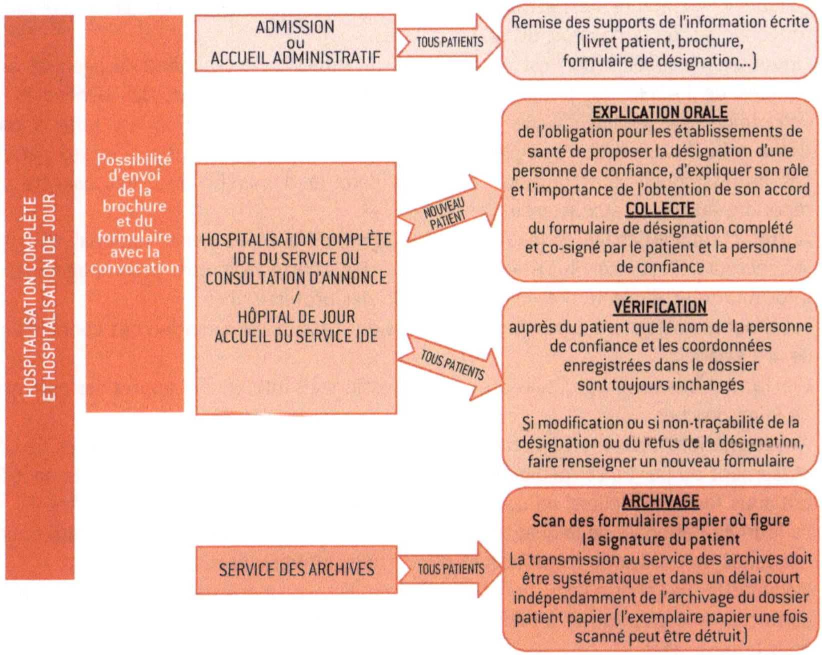

La commission des usagers, CDU, instance obligatoire dans les établissements, intègre des usagers, et l'établissement s'assure qu'une participation active aux groupes de travail est prévue.

Nous trouvons par exemple la rédaction d'une charte comme la « Charte du bien vivre ensemble ». Plusieurs établissements ont rédigé ce type de charte en collaboration avec des usagers et des soignants.

Les hôpitaux de l'APHP ont innové avec un label « Hospitalité ».

Pour améliorer le parcours du patient, de son entrée à sa sortie de l'hôpital, l'APHP a engagé début 2015 une démarche « Qualité hospitalité », à la suite d'une réflexion menée par un groupe de travail de la commission médicale d'établissement.

L'objectif est d'attribuer un label « Hospitalité » aux services qui répondent à des critères fondés sur les attentes et l'expérience du patient tout au long de son parcours (urgences, hospitalisation ou consultation).

Plus de 120 professionnels pluridisciplinaires, des différents hôpitaux de l'APHP et des représentants des usagers, ont participé à la mise au point d'un référentiel bâti autour de 7 champs complémentaires du soin médico-technique : accueil, environnement/propreté, linge, alimentation, prestations de service, culture/mieux-être et qualité de la relation. Le label « Hospitalité » est attribué pour 4 ans à un service, dès lors que celui-ci réunit, en moyenne sur les 7 champs, 80 % des critères.
Une visite de labellisation est organisée par la direction des patients, usagers et associations de l'APHP qui fera appel à des représentants d'usagers, des bénévoles, des volontaires en service civique et des professionnels. L'évaluation est faite à partir d'une grille d'observation complétée par des questions directement posées aux patients. Les professionnels sont là aussi impliqués dans la démarche avec des usagers pour répondre au mieux aux attentes de chacun.
Autre action, l'affichage de la charte des usagers, diffusée au niveau national, dans tous les secteurs d'activité de l'établissement. Cette charte doit être accompagnée d'une information et d'une formation à l'attention des professionnels.
Les établissements ont également pour mission d'assurer le maintien des connaissances de ses salariés.
Des formations sont organisées pour les professionnels intervenant auprès des patients et de leurs proches.
Ces formations peuvent être réalisées en interne par les professionnels formés de l'établissement ou par l'intermédiaire d'un organisme de formation extérieur. Cela peut être fait sous forme d'ateliers, de conférences, groupes de travail, affichages, audits.
La Journée nationale de la qualité et de la sécurité des soins est une opportunité pour de nouvelles méthodes de formation et d'initiatives intéressantes.
Depuis 2011, au centre de lutte contre le cancer François Baclesse (Caen), une journée est consacrée à la création et à l'animation d'ateliers et de conférences par le personnel et pour le personnel.

Exemples d'ateliers

- Le risque suicidaire en cancérologie et les modalités de prise en charge.
- Les droits des patients en fin de vie.
- Information du patient en cas de dommage lié aux soins.

Exemples de conférences

- Entre humanisation et technicisation des soins, quelle place pour des malades en cancérologie ?
- Comment impliquer davantage les patients dans l'amélioration de leur prise en charge ?
- Gestion des plaintes et réclamations au centre François Baclesse.

Quali'Day : innover pour développer la culture qualité-sécurité des soins

Ateliers, plénières et remises de Prix

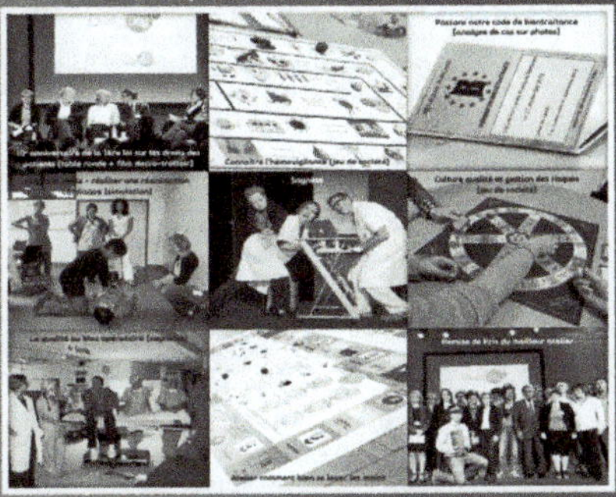

Le Centre François Baclesse organise chaque année une journée dédiée à la culture qualité et à la sécurité des soins, nommée Quali'Day.

Elle a pour objectif de fédérer les salariés de manière conviviale autour de messages clefs de la démarche. Cet évènement institutionnel a été créé en 2011 suite à la visite de certification HAS V2010 qui a mis en évidence la nécessité d'acquérir collectivement une culture qualité/sécurité.

Méthode :

Quali'Day, c'est la formation des salariés par les salariés experts sur différentes thématiques : droits des patients, hémovigilance, hygiène, radioprotection, sécurité du médicament, identitovigilance...

Les **objectifs** sont :

- donner les **connaissances de base** à chacun ;
- **vulgariser les messages** pour ses propres collègues sans chercher un haut niveau d'excellence et d'expertise ;
- rester **ludique et accessible** pour tous.

La journée s'organise autour de **2 types d'activités** rythmé par des moments festifs et conviviaux :

- des **ateliers**, au choix, avec un message de fond présenté sous une forme ludique (quiz, jeu de société, simulation de cas, court-métrage, visite de service, saynète) pour 20 personnes ;
- des **plénières** pour communiquer sur une thématique d'actualité à l'ensemble des participants, conférence, table-ronde ou saynètes humoristiques.

Différents **outils et moyens** sont déployés pour organiser cet évènement regroupant en moyenne 600 personnes :

- **préparation** des ateliers par les équipes pluri-professionnelles ;
- **logiciel d'inscription** délivrant un programme personnalisé ;
- **charte graphique** et logo dédiés ;
- installation d'un **chapiteau** ;
- **accueil** par les correspondant qualité des services et remise d'une pochette participant ;
- **test de la culture** qualité et sécurité à l'aide d'un quiz ;
- **questionnaire de satisfaction**.

Quali'Day ...en quelques Chiffres !

- 2 plénières avec saynetes
- 23 lieux d'animation
- 32 ateliers en 87 sessions
- 5 conférences
- 569 participants
- 553 repas
- 4/5 Note globale moyenne

Résultats :

L'édition 2013 a rassemblé 569 participants et mobilisé 108 animateurs d'ateliers et de plénières.

Cette journée a permis un partage collectif des expériences et des compétences, dans une atmosphère conviviale contribuant ainsi à l'amélioration de l'esprit d'entreprise. Quali'Day est chaque année un succès auprès de la majorité des salariés, comme en témoigne leur satisfaction :

- note de **satisfaction globale : 4 sur 5** ;
- **92 %** des participants estiment que Quali'Day favorise les **échanges entre professionnels** ;
- **90 %** des participants estiment que Quali'Day permet de **mieux comprendre** ce que sont la qualité et la sécurité au Centre François Baclesse ;
- **82 %** des participants estiment que Quali'Day a **répondu à leur besoin**.

Quali'Day renouvelle tous les ans ses thématiques dans le but de **s'adapter aux besoins du Centre et aux actualités**. En 2014, une organisation répartie sur 5 jours lors de la Semaine de la sécurité des patients a été expérimentée mais n'a pas eu le même impact que les versions précédentes. Sur ce constat, Quali'Day 2015 a donc lieu sur une seule journée lors de la Semaine de la sécurité des patients et de nouveaux types d'ateliers sont proposés : chambres des erreurs, groupes de travail, découvertes d'activité et d'innovations.

Quali'Day est une méthode innovante développée par le Centre François Baclesse pour sensibiliser l'ensemble du personnel à qualité et la sécurité des soins. Cette formation renforce la cohésion des équipes tout en améliorant la culture collective qualité et gestion des risques.

17e Journées Internationales de la Qualité Hospitalière et en Santé – JIQHS 2015 – 7&8 décembre 2015

Quali'Day : une mobilisation originale pour la qualité et la sécurité des soins

Hélène BRU, responsable qualité et gestion des risques • Fabienne DIVANON, pharmacien responsable • Sandra GILLES, animatrice qualité et gestionnaire des risques

Le Centre François Baclesse organise chaque année une journée de formation dédiée à la culture qualité et à la sécurité des soins, nommée Quali'Day. Cette journée a pour objectif de fédérer les salariés, représentants des usagers et bénévoles de manière conviviale autour de messages clefs de la démarche qualité et gestion des risques. Cet évènement institutionnel a été créé en 2011 suite à la visite de certification HAS V2010 qui a mis en évidence la nécessité d'acquérir collectivement une culture qualité/sécurité et un langage commun.

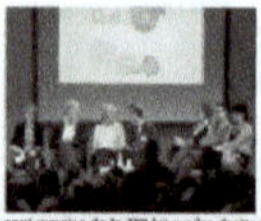

10e anniversaire de la 1ère loi sur les droits des patients (table ronde + film micro-trottoir)

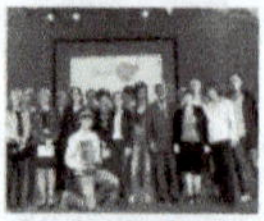

Remise de Prix du meilleur atelier

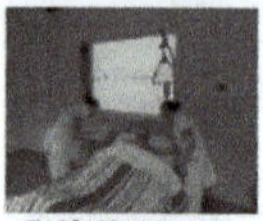

Cluedo® médicamenteux, menez l'enquête ! (chambre des erreurs)

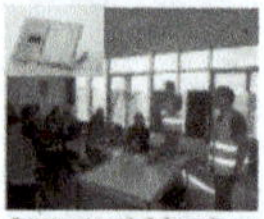

Passons notre code de bientraitance (analyse de cas sur photos)

Méthode :

Quali'Day, c'est la formation des salariés par des salariés experts sur différentes thématiques : droits des patients, hémovigilance, hygiène, radioprotection, sécurité du médicament, identitovigilance ...

Les objectifs méthodologiques sont :

- **donner les connaissances de base** à chaque salarié sur les domaines de risque/qualité d'un établissement de santé ;
- **vulgariser les messages** pour ses propres collègues sans chercher un haut niveau d'excellence et d'expertise ;
- **rester ludique et accessible pour tous.**

Le format de la journée s'organise autour de 2 types d'activités rythmé par des moments festifs et conviviaux (remise de Prix, pause-repas....) :

- des **ateliers,** au choix, avec un message de fond présenté sous une forme ludique (quiz, jeu de société, simulation de cas, court-métrage, visite de service, saynète) pour 20 personnes ;
- des **plénières** pour communiquer sur une thématique d'actualité à l'ensemble des participants, sous la forme de conférence, table-ronde ou saynètes humoristiques.

Différents outils et moyens sont déployés pour organiser cet évènement regroupant en moyenne 600 personnes :

- **préparation** par les équipes pluri-professionnelles des ateliers et de leurs supports ;
- conception d'un **logiciel d'inscription** délivrant un programme personnalisé par participant ;
- élaboration d'une **charte graphique** et d'un **logo dédiés** ;
- installation d'un **chapiteau** et mobilisation des **salles de réunion** ;
- **accueil** par les correspondant qualité des services et remise d'une pochette participant ;
- **test de la culture générale** qualité et sécurité à l'aide d'un quiz ;
- évaluation de la journée avec un **questionnaire de satisfaction.**

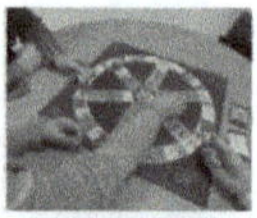

Culture qualité et gestion des risques (jeu de société)

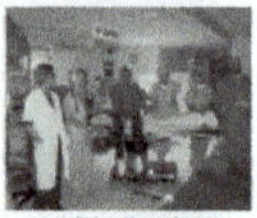

La qualité au bloc opératoire (saynètes)

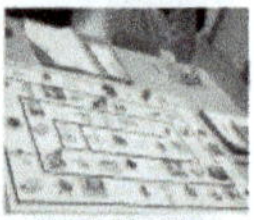

Connaître l'hémovigilance (jeu de société)

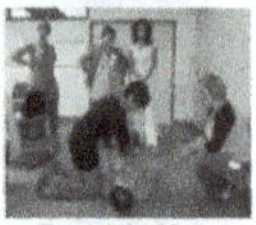

Urgence vitale : réaliser une réanimation cardiaque (simulation)

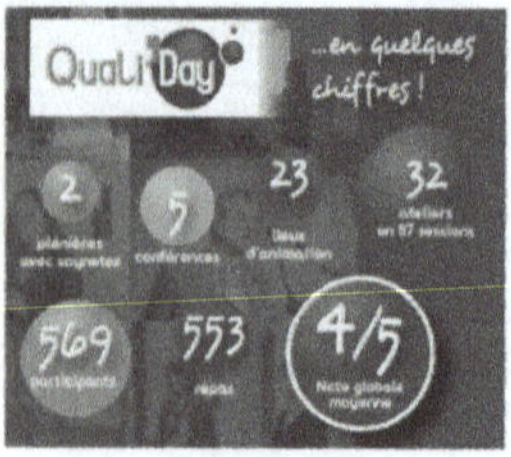

Résultats:

L'édition 2013 a rassemblé 569 participants et mobilisé 108 animateurs d'ateliers et de plénières.

Cette journée a permis un partage collectif des expériences et des compétences sur des thématiques liées aux soins et ce, dans une atmosphère conviviale contribuant ainsi à l'amélioration de l'esprit d'entreprise.

Quali'Day est chaque année un succès auprès de la majorité des salariés, comme en témoigne leur satisfaction en 2013 :

- note de **satisfaction globale : 4 sur 5 ;**
- **92 %** des participants estiment que Quali'Day **favorise les échanges entre professionnels ;**
- **90 %** des participants estiment que Quali'Day permet de **mieux comprendre ce que sont la qualité et la sécurité** au Centre François Baclesse ;
- **82 %** des participants estiment que Quali'Day **a répondu à leur besoin.**

« Quali'Day » renouvelle tous les ans ses thématiques dans le but de s'adapter aux besoins du Centre et aux actualités. En 2014, une organisation répartie sur 5 jours lors de la Semaine de la sécurité des patients a été expérimentée. Ce format n'a pas eu le même impact que les versions précédentes comme l'a confirmé la visite de certification HAS V2014.

Sur ce constat, Quali'Day 2015 aura donc lieu sur une seule journée toujours lors de la Semaine de la sécurité des patients. De nouveaux types d'ateliers seront proposés : chambres des erreurs, groupes de travail sur les Never Events, découvertes d'activité et d'innovations médicales.

Quali'Day est une méthode innovante développée par le Centre François Baclesse pour sensibiliser l'ensemble du personnel à qualité et la sécurité des soins. Cette formation renforce la cohésion des équipes tout en améliorant la culture collective qualité et gestion des risques.

Objectif des établissements

Amener les professionnels à bien comprendre les enjeux et impacts pour eux-mêmes et pour les patients.

Pourquoi

L'information apportée aux patients et aux proches doit être adaptée aux différentes situations rencontrées. Elle intervient dès l'entrée dans l'établissement, à la prise de décision thérapeutique, lors des traitements, au moment de réaliser les soins, en cas de dommages liés aux soins si une erreur survient, lors des choix du projet de vie.
Il est important pour chaque soignant de recueillir les informations nécessaires à la prise en charge des patients, elles doivent être saisies dans le dossier et accessibles afin d'assurer la continuité des soins par tous les intervenants. Le dossier informatisé a permis une grande avancée pour assurer l'exhaustivité du recueil et l'accès aux informations.

Comment

Les professionnels de santé doivent impérativement connaître la charte du patient hospitalisé et les procédures mises en place dans l'établissement et les appliquer.
Le médecin informe le patient et ses proches des décisions de traitement et s'assure de sa compréhension et de son consentement.
En cancérologie, le plan cancer prévoit la remise d'un plan personnalisé de soins (PPS) au patient lors de l'annonce de la maladie, sa remise est indiquée dans son dossier. Ce document sert de fil conducteur tout au long du parcours de soins.
Une consultation d'annonce paramédicale est proposée à la personne, il s'agit d'une rencontre avec une infirmière habilitée à la reformulation de l'annonce réalisée par le médecin. Lors de cet entretien, l'infirmière informe la personne et le ou les accompagnants du déroulement des différentes phases de la maladie et des traitements, et répond à toutes les questions qui sont abordées.
Ce rendez-vous se fait dans un seul temps, l'expérience et les témoignages des patients mettent en évidence la difficulté à tout assimiler lors de ce rendez-vous.
Dans certains établissements, il existe des infirmiers de parcours ou infirmiers référents. Leur rôle est d'accompagner la personne et ses proches durant sa prise en charge, de faciliter les liens entre tous les intervenants de la ville et de l'hôpital, d'éviter des écarts éventuels tout au long du parcours.

Axes à travailler entre managers et professionnels

Respect de la confidentialité

Son respect est contrôlé par le cadre de santé du service qu'il a en charge.
Une vigilance est nécessaire quant à l'informatisation du dossier patient. De nouvelles habitudes doivent être organisées auprès des professionnels, nous ne trouvons plus des dossiers papier, des radiographies accessibles, mais des écrans d'ordinateur visibles par tous. Par sécurité, mettre en place une veille automatique des écrans des ordinateurs utilisés par les soignants qui stationnent dans les couloirs.

De même, en collaboration avec le service informatique, une vérification est faite sur les accès aux dossiers des patients, ils doivent être sécurisés par des codes individuels pour chaque professionnel.

Communication

La communication est un élément clé dans la construction de la relation soignant/soigné. Le défaut de communication a un impact direct sur la qualité et la sécurité des patients. Le défaut de communication est l'une des causes majeures des évènements indésirables associés aux soins. Il ne faut pas oublier les difficultés pour certains patients à comprendre les explications médicales. Ces difficultés de compréhension augmentent le taux de mortalité (définition de l'HAS).

Bien communiquer est complexe. Le cadre de santé, par la présentation de cas concrets, accompagne son équipe sur : « comment éviter les interprétations erronées », donc les conflits entre les patients, les proches, et les professionnels des établissements de soins. Les questionnaires de satisfaction suite à une hospitalisation, les lettres de réclamation, les fiches d'évènements indésirables sont des bons supports pour illustrer les situations à analyser en équipe.

À l'analyse des dossiers, dans la majorité des cas, nous remarquons que l'information a bien été donnée par le personnel aux différentes étapes du parcours de soins, nous la retrouvons bien dans le dossier, mais elle n'a pas été comprise ou bien entendue par le plaignant. Cela nous montre la difficulté de communiquer face à des personnes malades, démunies, éprouvées par la maladie et par la détresse d'une fin de vie éventuelle.

Le temps consacré à l'écoute et à la communication d'information est indispensable. Ce temps doit être renouvelé autant que faire se peut. La capacité à intégrer et comprendre toutes les informations données est parfois difficile pour les patients et leurs proches. Les infirmiers de parcours de soins, de coordination, le temps d'annonce paramédical jouent un rôle majeur dans la répétition des informations.

Certaines informations sont indispensables, incontournables lors d'un séjour d'hospitalisation, mais il ne faut pas oublier quelles sont les attentes, les questions des patients et de leur famille et proches.

Sans ces réponses la personne ne sera pas en capacité d'être attentive lors des échanges avec les soignants.

Recueil des informations dans le dossier du patient

Le recueil des éléments apportés par le patient et/ou ses proches a un impact direct sur la qualité et la sécurité de la prise en charge des patients. La traçabilité de ces éléments permet d'assurer la continuité et la sécurité des soins par tous les intervenants.

Le dossier du patient en version informatisée a permis une grande avancée, il favorise l'exhaustivité du recueil des données et l'accès aux informations par tous les professionnels de soins.

Aussi nous devons favoriser l'accès au dossier du patient pour les professionnels de la ville, médecins, infirmiers, pharmaciens...

Les orientations nationales nous poussent fortement à diminuer les temps d'hospitalisation d'où la nécessité de bien communiquer entre professionnels. Des solutions se développent dans certains établissements, comme l'accès à un portail médecin ou à des applications sur tablette ou téléphone, le dossier médical partagé.
Une uniformisation de ces outils semble indispensable dans l'avenir.

Évaluations

Les cadres de santé des services de soins sont impliqués dans une démarche de suivi et d'évaluation des bonnes pratiques en collaboration avec le service qualité de l'établissement. Pour cela, les cadres transmettent les procédures et documents disponibles dans l'établissement, vérifient que tous les soignants ont pris connaissance de ces documents par le moyen d'une feuille d'émargement, par exemple.
Ils contrôlent les comportements, les connaissances par une présence sur le terrain, lors des pratiques soignantes. Les entretiens annuels d'appréciation, quand ils existent, sont un moment d'échange et d'ajustement entre le cadre et les soignants et permettent d'identifier les besoins en formation.
Les audits de dossiers sont également un moyen de vérifier la traçabilité des soins et des informations données tout au long de l'année.
Dans leur service, ils participent à la coordination du projet de vie du patient avec l'équipe médicale, paramédicale et les soins de support, ils s'assurent du respect des droits et des choix des patients.
Lors d'un dommage lié aux soins, ils sont garants du respect des différentes étapes prévues par l'HAS. L'équipe médicale et paramédicale informe le patient de la situation et sur les risques encourus. Toutes les étapes d'information, d'analyse du dommage sont saisies dans le dossier du patient. Une déclaration est faite auprès du service qualité et de la direction des soins, voire de l'ARS, si le dommage est considéré comme grave.
Les personnes impliquées rédigent un rapport sur les circonstances de survenue afin de comprendre les éléments qui ont influé sur ce dommage. Des actions correctives sont proposées. Ce temps de réflexion est pédagogique, il permet de fortement sensibiliser les soignants en situation de travail.
La lecture des questionnaires de satisfaction des patients à la sortie du service est un bon indicateur du rôle des soignants et de la qualité des soins et de l'information dans le service, et permet d'ajuster au plus près du séjour avec l'équipe si besoin.

Espace rencontre et information (ERI)

Leur place est importante dans les établissements de santé de cancérologie, les accompagnatrices en santé qui assurent les permanences sont une interface intéressante dans la diffusion de l'information auprès des équipes soignantes, elles sont au cœur des préoccupations des usagers et à même de transmettre aux professionnels des établissements les attentes des patients et des proches. Les établissements s'appuient sur le retour des actions grâce à un bilan d'activités réalisé sur un document de recueil national.

Les ERI font le lien avec les différentes associations des patients, la Ligue contre le cancer et les établissements.

Implication de la direction qualité de l'établissement

Le service qualité suit les plans d'actions et alimente le compte qualité de l'établissement pour assurer une continuité dans la démarche de certification des établissements par l'HAS.
Les établissements de soins participent à des évaluations au niveau national comme l'enquête e-Satis sur la satisfaction du patient lors de séjours à l'hôpital, les audits de dossiers patients pour recueillir des indicateurs de qualité et de sécurité des soins (IQSS), l'analyse des questionnaires satisfaction et des courriers de réclamation.
Tous les résultats sont affichés et communiqués dans l'établissement et sont accessibles par le public et les professionnels.
Des procédures reprenant les bonnes pratiques sont rédigées et communiquées auprès de tous les professionnels. L'accès à ces documents se fait bien souvent grâce à un logiciel de gestion documentaire.
Sur les territoires, les réseaux qualité sont très impliqués.
En 2014, un projet de recherche, MOSTRA, a mobilisé des établissements sur l'utilisation et l'évaluation d'outils de diffusion de la bientraitance.
Des équipes ont travaillé autour de ce projet avec, comme exemple de réalisation, une illustration de la charte de bientraitance au sein d'un service de soins palliatifs.
Les membres de l'équipe, accompagnés par le chef de service et le cadre ont réalisé un poster illustrant les 10 principes fondamentaux de la bientraitance.

Le projet MOSTRA cherche à répondre aux questions relatives à l'efficacité de ces outils et aux conditions de leur efficacité.
Il s'agit d'un projet national de recherche d'une durée de 3 ans (janvier 2014 à décembre 2016), prévoyant d'inclure 30 services d'établissements de santé répartis dans 6 régions françaises. Il a été retenu dans le cadre de l'appel d'offres de recherche PREPS 2013 (programme de recherche pour l'évaluation de la performance en santé). Il est porté par le CHU de Bordeaux, la FORAP (fédération des organismes régionaux pour l'amélioration des pratiques et des organisations) et le laboratoire « Psychologie, santé et qualité de vie » de l'université de Bordeaux et soutenu par la HAS (Haute Autorité de santé). Le Réseau bas normand santé qualité est un des principaux partenaires de l'équipe de coordination de MOSTRA.

Principe général

Les objectifs du projet de recherche sont de :
- mesurer l'efficacité de la mise en place d'outils de déploiement de la bientraitance (suivi de trois indicateurs) ;

- analyser les conditions d'efficacité de ces outils (analyse des facteurs collectifs et individuels et des représentations collectives et individuelles liées à la bientraitance).

Retombées attendues:

- favoriser le déploiement de la bientraitance en établissement de santé afin d'améliorer la qualité et la sécurité des soins et la qualité de vie au travail;
- impulser une démarche collective de déploiement de la bientraitance qui peut renforcer la cohésion d'équipe et aider les professionnels à réfléchir sur le sens donné au travail;
- appréhender l'impact de la mise en place d'outils de déploiement de la bientraitance;
- se sensibiliser au recueil d'indicateurs (degré de déploiement de bientraitance, satisfaction des patients hospitalisés, climat organisationnel dans un service).

IQSS 2018 – e-Satis + 48 heures MCO : mesure de la satisfaction et de l'expérience des patients hospitalisés plus de 48 heures

Sections

- Mesure de la satisfaction et de l'expérience des patients hospitalisés plus de 48 heures: e-Satis + 48 heures MCO: participation du patient et participation de l'établissement (par site géographique).
- Tout pour le recueil.
- Résultats des campagnes.

e-Satis + 48 heures MCO

Le dispositif national évalue la satisfaction et l'expérience des patients hospitalisés plus de 48 heures dans un établissement de santé de médecine, chirurgie et obstétrique (MCO). Le questionnaire suit les étapes importantes du parcours de soins: accueil, prise en charge, chambre et repas, sortie de l'établissement.

Participation du patient

Concrètement, 2 semaines après sa sortie, le patient reçoit un courriel, envoyé automatiquement, contenant un lien unique, individuel et sécurisé lui permettant de se connecter au questionnaire e-Satis en ligne. Il peut y répondre jusqu'à 10 semaines suite à cet envoi.

Instances, commissions, instituts : guides et boîtes à outils

La Haute Autorité de santé, l'HAS, met à disposition des professionnels de soins des fiches et des guides par thématique :

- promotion de la bientraitance ;
- liberté d'aller et venir dans les établissements sanitaires et médico-sociaux, et obligation de soins et de sécurité ;
- isolement et contention en psychiatrie générale ;
- communiquer/impliquer le patient ;
- délivrance de l'information à la personne sur son état de santé ;
- faire dire ;
- démarche centrée sur le patient : information, conseil, éducation thérapeutique, suivi ;
- patient et professionnel de santé : décider ensemble ;
- implication des représentants des usagers dans la certification ;
- annonce d'un dommage associé aux soins.

L'Institut national du cancer, l'Inca :

- publie la charte du patient hospitalisé.

La fédération nationale des établissements de lutte contre le cancer, Unicancer :

- participe à la diffusion d'une information adaptée aux patients atteints d'un cancer ;
- des rencontres sont organisées au niveau national avec des représentants des centres de lutte contre le cancer afin d'élaborer ensemble des procédures, des plaquettes d'information et de formation à disposition des professionnels de santé. Tous ces documents sont accessibles par les professionnels inscrits sur le site Unicancer.

L'Agence régionale de santé, ARS :

- elle est responsable de l'organisation et de l'animation d'un réseau régional de vigilance et d'appui (Rreeva). Ce réseau a pour objet de coordonner l'ensemble des structures régionales d'appui afin de renforcer la cohérence et la puissance des actions menées pour améliorer la qualité et la sécurité des soins en région ;
- tous les ans, le prix « Label des droits des usagers de la santé » est organisé par la conférence régionale de la santé et de l'autonomie (CRSA), il favorise les projets et récompense les initiatives réalisées par les établissements de santé ;
- répondre à ces appels à projet permet d'impliquer et valoriser les organisations nouvellement mises en place par les soignants dans leur service ;
- en 2014, le centre François Baclesse à Caen a été retenu par le jury pour la création d'une carte à destination des patients « J'ai rédigé mes directives anticipées ». Cette carte est mise à disposition de tous les établissements qui le souhaiteraient. Cette réflexion a eu lieu en équipe lors des travaux du groupe de travail sur les soins palliatifs de l'établissement.

Un label pour mieux informer le patient

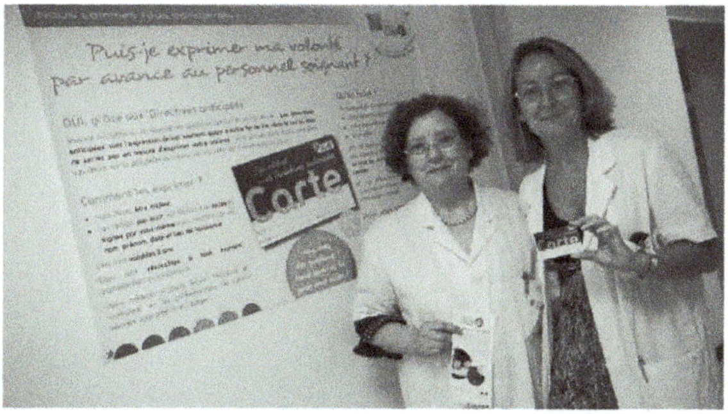

Marie-Christine Grach et Marie-Pierre Botella ont réfléchi avec leurs collègues à un nouveau dispositif pour mieux informer les patients (photographie : Renaud Toussaint).

Sept structures bas normandes ont reçu, en 2014, le prix « Label des droits des usagers de la santé ». Parmi elles, le centre François Baclesse de Caen.

« On s'est rendu compte que la loi Leonetti sur la fin de vie était mal connue des patients, de leurs proches, mais aussi des professionnels de santé. On a donc réfléchi à un dispositif pour mieux les informer. » Marie-Christine Grach, responsable des soins palliatifs du centre François Baclesse, raconte la genèse de son projet d'information sur les directives anticipées, une sorte de testament médical précisant ses volontés quant à sa fin de vie. Un projet qui a valu au centre de lutte contre le cancer d'être labellisé « Droits des usagers de la santé », tout comme six autres structures de la région. Ce label, instauré en 2011 par le ministère de la Santé et délivré par les agences régionales de santé (ARS), valorise des actions favorisant la promotion des droits individuels et collectifs des usagers du système de santé.

« Nous avons réfléchi avec une équipe pluriprofessionnelle et la commission des soins pour mettre en place un dispositif d'information », reprend Marie-Pierre Botella, cadre de santé en soins palliatifs. Deux panneaux d'information sont nés de ces réflexions et « voyagent dans tous les étages » du centre.

Autre dispositif, le personnel a imaginé une carte « J'ai rédigé mes directives anticipées », sur le modèle des cartes de donneur d'organe, indiquant à qui ont été confiées ces fameuses directives. « Ces cartes sont mises à disposition dans les salles d'attente et les salles de consultation, accompagnées de brochures explicatives, détaille Marie-Christine Grach. Elles facilitent la communication et permettent de dédramatiser la rédaction des directives. »

Une initiative locale qui pourrait bien faire des émules. « Nous aurions tout intérêt à ce qu'elle soit appliquée à l'échelle de la région », estime Vincent Kauffmann, directeur général adjoint de l'ARS de Basse-Normandie.

4 INFORMATION DES PATIENTS : ENTRE AUTONOMIE, VULNÉRABILITÉ ET JUSTICE

Valérie Gateau

Autonomie et vulnérabilité

L'autonomie a rarement été aussi valorisée que dans les sociétés démocratiques contemporaines où les conditions de l'autoréalisation individuelle sont largement garanties par les institutions, notamment dans les sphères du droit et de la morale. Dans le droit, la personne juridique est réputée libre de toute dépendance et capable de contracter librement. Dans la sphère morale, l'individu est reconnu comme subjectivité autonome, capable de déterminer par lui-même les fins et les moyens de ses actions. La liberté de choix est admise dans l'orientation sexuelle, les choix religieux, les formes de parentalité, les choix médicaux, etc. Dans le même temps, la notion d'autonomie a rarement été aussi débattue, discutée, critiquée que dans la philosophie morale et politique contemporaine. Les publications sur le sujet sont nombreuses et visent différentes facettes de l'autonomie ou différents lieux d'exercice de l'autonomie du sujet [1]. Ces ouvrages mettent en lumière les tensions conceptuelles propres à la notion d'autonomie, ainsi que les difficultés liées aux conditions pratiques de son exercice. La critique porte de plus en plus sur l'échec des conceptions morales de l'autonomie pour la prise en considération de la condition humaine dans ce qu'elle a de plus évident : sa vulnérabilité.

Les critiques de l'autonomie au regard de la vulnérabilité humaine émergent particulièrement des pratiques biomédicales contemporaines. En médecine la tension entre le respect de l'autonomie des patients et la protection de leur vulnérabilité est majeure, au point que la vulnérabilité – entendue au sens anthropologique de finitude de la condition humaine – est parfois conçue comme un principe de l'éthique biomédicale. Et entendue au sens plus phénoménologique des états corporels vécus, la vulnérabilité effective des patients peut être physique (liée à la maladie ou son traitement), psychique, temporaire (états inconscients) ou durable (état végétatif ou affections liées au grand âge) et affecter plus ou moins leur autonomie décisionnelle. C'est pourquoi il arrive que le respect de l'autonomie et des choix de la personne malade « entre dans une forte tension

1. On peut citer à titre d'exemple quelques ouvrages et articles philosophiques récents : *The many faces of autonomy* (Engelhardt 2001). *Autonomy and trust in Bioethics* (O'Neill 2002). *Concepts of « person » and « liberty » and their implications to our fading notions of autonomy* (Takala 2007). *Comment penser l'autonomie ? Entre compétences et dépendance* (Jouan, Laugier 2009).

avec le devoir de soigner »[2], notamment parce que le principe de respect des personnes impose certes de respecter leur autonomie, mais aussi de respecter leur droit à bénéficier d'une protection lorsque cette autonomie se trouve diminuée.

L'exercice de l'autonomie est conditionné par l'accès du patient à une information loyale, claire et appropriée, lui permettant de choisir en conscience une option thérapeutique ou la participation à une recherche. La question de l'information des patients et de ses conditions est donc devenue un enjeu majeur de l'éthique médicale. En effet, « l'information d'un côté et le consentement aux soins de l'autre, constituent avec le secret médical les points les plus importants de la déontologie »[3] (en médecine). Cette préoccupation s'est aussi traduite dans le droit, notamment dans la loi du 4 mars 2002[4] relative aux droits des malades et à la qualité du système de santé qui garantit à la personne malade le droit d'être informée de sa situation et de faire respecter ses choix. Si nul ne conteste la nécessité de l'information, les conduites en matière d'information des personnes malades peuvent varier[5]. Certains médecins continuent de protéger les patients vulnérables d'une information jugée trop exhaustive qui pourrait les conduire à agir contre leur meilleur intérêt (médical). Pour d'autres au contraire, seule l'information exhaustive rend possible les choix autonomes (quels qu'ils soient), qui l'emportent sur le devoir de bienfaisance du médecin. Ces variations dans les pratiques d'information s'expliquent aussi par la difficulté à laquelle sont confrontés les médecins à mesure que

---

2. Lefeve C. « La philosophie du soin », *La Matière et l'esprit*, n° 4 : « Médecine et philosophie » (dir. D. Lecourt), université de Mons-Hainaut, avril 2006, pp. 25-34.

3. Cellule de réflexion de l'espace éthique, Éthique et déontologie de l'information médicale, 1996, disponible sur : http://www.espace-ethique.org/sites/default/files/Cellule%20de%20réflexion%20de%20l%27Espace%20éthique_1996_Éthique%20et%20déontologie%20de%20l%27information%20médicale.pdf

4. Loi n° 2002-303 du 4 mars 2002 relative aux droits des malades et à la qualité du système de santé. La loi dispose notamment : « Art. L. 1111-2. – Toute personne a le droit d'être informée sur son état de santé. Cette information porte sur les différentes investigations, traitements ou actions de prévention qui sont proposés, leur utilité, leur urgence éventuelle, leurs conséquences, les risques fréquents ou graves normalement prévisibles qu'ils comportent ainsi que sur les autres solutions possibles et sur les conséquences prévisibles en cas de refus. Lorsque, postérieurement à l'exécution des investigations, traitements ou actions de prévention, des risques nouveaux sont identifiés, la personne concernée doit en être informée, sauf en cas d'impossibilité de la retrouver. Cette information incombe à tout professionnel de santé dans le cadre de ses compétences et dans le respect des règles professionnelles qui lui sont applicables. Seules l'urgence ou l'impossibilité d'informer peuvent l'en dispenser. Cette information est délivrée au cours d'un entretien individuel. La volonté d'une personne d'être tenue dans l'ignorance d'un diagnostic ou d'un pronostic doit être respectée, sauf lorsque des tiers sont exposés à un risque de transmission. »

5. « Pour les uns, il ne faut dire la vérité au malade que s'il la souhaite. D'autres choisissent de limiter cette information à ce qui est sûr. Ils distinguent à cet égard diagnostic et pronostic, en vertu de la dimension d'incertitude liée à ce dernier. D'autres encore ne la révèlent qu'aux malades qu'ils jugent aptes à la comprendre. D'autres enfin ne la disent que si leurs patients sont aptes à l'entendre et à la supporter psychologiquement». Fainzang S. *Dire la vérité au malade, un processus complexe*, disponible sur : https://www.conseil-national.medecin.fr/sites/default/files/ethiquedelinformation.pdf

l'autonomie est valorisée socialement, et qu'ils se trouvent face à une injonction contradictoire : « Le médecin se retrouve tiraillé entre la conformité à son rôle social, l'autorisant à ne pas tout dire (le privilège thérapeutique), et le souci de ne pas contrevenir aux nouvelles valeurs de la démocratie sanitaire, qui prône l'information totale et l'autonomie du malade. Cette double contrainte place le médecin en position de dissonance éthique. Elle oblige les médecins à se référer à des principes éthiques en partie contradictoires. Il lui appartient de rassurer et d'autonomiser le malade[6]. »

L'annonce et ses difficultés

Le premier lieu de tension concerne l'annonce, notamment l'annonce d'une mauvaise nouvelle. Une mauvaise nouvelle est « une nouvelle qui modifie radicalement et négativement l'idée que se fait le patient de son avenir »[7]. La gravité de la situation est un enjeu fondamental car *« c'est elle qui rend la vérité difficile à dire »*[8]. L'annonce d'une mauvaise nouvelle est un moment crucial, une rupture dans la vie du patient, dont le sens est singulier et varie pour chaque patient, ce qui peut générer des réactions très variables. En effet, comme l'explique Michela Marzano, « l'information vient rencontrer une personne qui n'est pas vierge de toute connaissance, mais un sujet avec son histoire personnelle, ses croyances, ses convictions propres, ses émotions. Le patient réagit en fonction du roman de sa maladie »[9]. L'annonce peut générer, pour les patients, des réactions ambivalentes, entre violence et bienfait, sidération et soulagement[10]. Les sentiments sont souvent ceux de sidération et d'effroi exprimant la précipitation du sujet dans une perspective de renoncements et de deuils : renoncements personnel, familial et social. Dans le même temps, le diagnostic constitue un bienfait car il peut représenter un soulagement après la survenue de symptômes inquiétants et souvent d'un parcours très angoissant d'examens. Il lève alors l'incertitude et la confrontation à l'inconnu qui constituent une des épreuves les plus importantes dans l'expérience de la maladie. Différents mécanismes de défense (normaux) peuvent apparaître chez les personnes confrontées à l'annonce : la projection agressive (l'angoisse se trouve projetée sous forme d'agressivité sur l'entourage, souvent le médecin ou l'équipe soignante) ; le déni (le patient se comporte comme si rien ne lui avait été dit) ; l'angoisse (demandes répétées), etc.

Ces réactions de défense ne sont pas le propre de celui qui reçoit l'annonce. Annoncer une mauvaise nouvelle est aussi difficile pour le médecin qui peut développer des

---

6. *Ibid.*
7. Buckman R. *S'asseoir pour parler. L'art de communiquer de mauvaises nouvelles aux malades.* Paris, Masson, 2001.
8. Fainzang S. *Ibid.*
9. Marzano M. *Je consens donc je suis.* Paris, Puf, p.92.
10. Sur ces différentes réactions, voir HAS, « Annoncer une mauvaise nouvelle », 2008.

mécanismes de défense et d'évitement [11] : l'identification projective (le médecin se met « à la place du patient ») ; la rationalisation (discours jargonnant incompréhensible pour le patient), la fausse réassurance (optimiser les résultats au risque d'entretenir de faux espoirs chez le patient), la fuite en avant (par crainte de dire, le médecin dit « tout » sans tenir compte des besoins du patient) ; etc. Ces mécanismes de défense, comme ceux des patients, sont normaux et connus. Mais, comme le montre Céline Lefève, si le refoulement de l'angoisse de la maladie et de la mort est nécessaire au médecin pour faire face à la détresse de son patient, cela peut le conduire à oublier la subjectivité du patient et la nécessité de sa reconnaissance [12].

En somme, l'annonce d'une mauvaise nouvelle est toujours complexe et « met à rude épreuve les capacités relationnelles de chacun » [13]. Cela peut conduire à des situations particulièrement éprouvantes pour le patient comme pour le soignant, avec des conséquences négatives sur la relation de soin et donc sur la confiance entre le patient et le soignant, confiance nécessaire à toute alliance thérapeutique.

Comment, dans ces situations, créer et maintenir une relation de confiance en répondant à la double injonction qui consiste à informer clairement tout en rassurant ? Comment viser une décision informée et partagée, sans tomber dans le paternalisme protecteur ni dans une information trop exhaustive qui laisse le patient désemparé ? Un des problèmes majeurs est que les médecins « n'ont pas été préparés [...] à une analyse fine et distanciée des phénomènes psychiques qui, pourtant, marquent leur quotidien » [14], pas plus qu'ils ne sont suffisamment formés à la compréhension des expériences et besoins des malades, à l'éthique du soin ou à l'empathie [15]. Ce manque de formation est d'ailleurs pointé par les médecins eux-mêmes. Dans une enquête menée auprès de professionnels en cancérologie, 50 % des médecins et internes jugent leur formation à la communication des mauvaises nouvelles insuffisante en théorie et en pratique [16].

Des recommandations éthiques

Un certain nombre de recommandations ont été faites pour permettre une meilleure information des personnes malades en cas de mauvaise nouvelle. La Haute Autorité de santé a réalisé une synthèse de ces recommandations en 2008. En effet, « Si aucune recette

---

11. *Ibid.*

12. Lefève C., Canguilhem G. *Se projeter en situation de malade.* Les Classiques du soin, Lefève C. Benaroyo L. Worms F. dir., p. 100 et 101.

13. Berthelard N. L'annonce des mauvaises nouvelles en cancérologie : un dilemme éthique, un travail d'équipe. *Éthique et santé*, 2008, vol. 5, pp. 179-185.

14. Brock H. Éthique et annonce de diagnostic. *Le Journal des psychologues*, 2008/6 (n° 259), pp. 65-69.

15. Lefève C. «Peut-on former au soin dans la violence ?», in *Omerta à l'hôpital. Le livre noir des maltraitances faites aux étudiants en santé.* V. Auslender (dir.). Paris : Michalon, 2017, pp. 221-239.

16. Berthelard N. *Ibid.*

miracle n'existe pour annoncer une maladie grave, il y a des ingrédients indispensables que sont le temps, l'écoute et les mots choisis [17]. » Les recommandations sont d'abord de prévoir du temps dans un lieu adapté (au calme, où l'on peut s'asseoir) et d'écouter le patient, en étant attentif à ses réactions. Il s'agit de chercher à savoir ce que le patient attend de cette consultation, de faire le point sur les informations qu'il a déjà reçues, sur ce qu'il souhaite savoir lors de cette consultation et de connaître les représentations qu'il a de sa maladie ainsi que les éventuelles expériences personnelles qu'il en a eues auparavant (notamment dans sa famille ou chez ses proches) [18]. Bref, il s'agit de comprendre ce qu'il sait déjà car l'information n'arrive jamais sur un terrain « vierge » mais dans une situation individuelle qu'il importe de comprendre. Il s'agit aussi d'essayer de déterminer ce que le patient souhaite savoir. Pour ce qui est de la façon de parler, il est recommandé de donner une information simple et progressive, respectueuse des mécanismes d'adaptation de chacun et d'un temps d'intégration indispensable. D'être attentif à renouveler l'information (qui doit être répétée en différentes occasions). De donner une information cohérente (particulièrement quand différentes personnes vont la répéter). D'offrir une communication sincère et vraie en ne disant rien qui ne soit vrai. De prêter une attention particulière à la formulation, aux mots prononcés, et d'éviter le jargon d'expert. De vérifier régulièrement la compréhension de l'information par le patient et la reformuler si nécessaire. D'ouvrir vers un espoir réaliste et enfin de proposer des objectifs à court terme (nouvelle consultation, accompagnement éventuel par un psychologue etc.) [19].

On trouve le même type de recommandations dans le Code d'éthique de l'American Medical Association qui rappelle que retenir des informations concernant le patient est éthiquement inacceptable, en dehors :

- d'une situation d'urgence dans laquelle le patient ne peut décider pour lui-même ;
- ou d'une situation dans laquelle le patient lui-même a indiqué préalablement qu'il ne souhaitait pas recevoir l'information en question.

Dans toutes les autres circonstances, il est recommandé de demander au patient le plus tôt possible ce qu'il souhaite recevoir ou ne pas recevoir comme information ; de respecter ses choix lorsqu'ils sont établis ; d'évaluer la quantité d'information que le patient est capable de recevoir à un moment donné et de s'adapter à ses besoins et capacités ; de consulter la famille, un collègue ou un centre d'éthique afin d'évaluer les conséquences d'un retard éventuel de l'information ; de prévoir le plus tôt possible (en fonction des capacités du patient) la divulgation des informations complètes lorsque tout n'a pas pu être dit ; de divulguer les erreurs médicales le cas échéant [20].

---

17. Gargiulo M. L'annonce d'un diagnostic grave. *Abstract neurologie*, février 2005, n° 45, 19-21.
18. HAS : Annoncer une mauvaise nouvelle, 2008, p.13. Disponible sur : https://www.has-sante.fr/portail/upload/docs/application/pdf/2008-10/mauvaisenouvelle_vf.pdf
19. HAS : Annoncer une mauvaise nouvelle, 2008, p.9 à 11. Disponible sur : https://www.has-sante.fr/portail/upload/docs/application/pdf/2008-10/mauvaisenouvelle_vf.pdf
20. Voir AMA : Witholding Information from Patients, Code of Medical Ethics Opinion 2.1.3, disponible sur : https://www.ama-assn.org/delivering-care/withholding-information-patients

Respecter ces recommandations peut être difficile, parce que cela suppose de prêter attention aux mécanismes de défense normaux que cela génère et de les mettre à distance. Car c'est en mettant à distance ses propres mécanismes de défense que le médecin peut redonner au patient son statut de personne singulière et autonome. En effet, « reconnaître, écouter, comprendre, accompagner le patient comme sujet singulier, prendre en compte toutes les formes de vulnérabilité et soutenir la restauration de sa normativité, tout cela constitue la finalité et la difficulté la plus grande de la pratique médicale » [21]. C'est précisément parce que dire, informer et écouter le patient est difficile qu'il importe, plutôt que de nier cette difficulté, de la reconnaître et développer les possibilités de formations initiales et continues à l'éthique de la relation soignante, à l'empathie, afin d'aider les médecins et futurs médecins à faire face à ces difficultés. Il importe aussi d'inclure dans les enseignements adressés aux médecins, les sciences humaines et sociales, qui apportent des éclairages et mises en perspectives nécessaires à une meilleure compréhension du vécu de la maladie.

Information et autonomie : des enjeux de justice

L'information des patients peut aussi varier en fonction des conceptions de l'autonomie. En effet, il n'est pas surprenant que l'information soit difficile à délivrer si l'on attend du patient qu'il donne, à la suite de l'information, un consentement libre, éclairé, rationnel, etc. De nombreuses recherches critiquent d'ailleurs le modèle du consentement « libre et éclairé », qui conditionne l'autonomie des personnes à l'expression du consentement rationnel (au sens délibératif du terme) d'un sujet adulte, compétent, de préférence en bonne santé et dans des « conditions socio-économiques suffisantes » [22]. Elles montrent l'inadéquation de ces exigences aux situations médicales contemporaines et conduisent certains à demander l'abandon de ce modèle pour des modèles mieux adaptés à la situation d'un sujet malade et éventuellement privé d'autonomie [23]. La tension entre promouvoir l'autonomie ou protéger la vulnérabilité peut alors tenir à la façon dont les médecins entendent le respect de l'autonomie individuelle. Les médecins qui défendent une information exhaustive des patients semblent considérer que le respect de l'autonomie tient dans l'absence de limitation de la volonté de la personne concernée. Les

---

21. Lefève C., Canguilhem G. *Se projeter en situation de malade*. Les Classiques du soin, Lefève C. Benaroyo L. Worms F. dir., p. 104.

22. Engelhardt HT, Jr. The many faces of autonomy, Health care analysis, 2001, vol. 9, p.283-297; Veatch R., Abandonning informed consent, Hasting Center Report, 1995, vol. 5 n° 2, p. 5-12.

23. Berghmans R. Widdershovan G.« Questions d'éthique : capacité mentale et directives anticipées », *Les Cahiers de la Fondation Médéric Alzheimer*, 2005, n° 1, p. 147-157, cité par Gzil F. Latour F., Alzheimer : respect de l'autonomie, disponible sur : http://www.espace-ethique-alzheimer.org/bibliothequerte/pdf/ethiqueenreflexion/F.GzilF.Latour-Alzheimerrespectdelautonomie.pdf./

médecins qui défendent la protection des patients vulnérables d'une information trop exhaustive semblent considérer que le respect de l'autonomie des personnes comporte une attention pour les motivations de leurs choix, car certaines motivations irrationnelles (peur, choc, angoisse etc.) peuvent altérer l'autonomie[24]. On retrouve ici l'opposition classique en philosophie entre une conception négative et une conception positive de la liberté. Dans la première acception (utilitariste ou libérale), la liberté consiste en l'absence d'ingérence d'autrui ou de l'État dans les choix individuels qui n'engagent que l'individu. Dans la seconde acception (kantienne ou morale), être libre c'est être libéré des obstacles internes que sont par exemple la faiblesse, l'instinct ou l'ignorance, tout autant que des obstacles externes qu'imposent l'ingérence d'autrui. Il ne s'agit pas ici de trancher entre ces deux conceptions de l'autonomie morale des personnes, mais de montrer qu'elles coexistent et peuvent faire varier les pratiques d'informations pour des motifs qui sont dans les deux cas éthiques (protéger la vulnérabilité ou valoriser l'autonomie).

Mais la focalisation sur l'éthique d'une information équilibrée entre respect de l'autonomie et protection de la vulnérabilité risque de conduire à une lecture erronée du fondement du respect de l'autonomie des personnes. En effet, les textes normatifs (éthiques et ou juridiques) défendent, depuis le code de Nuremberg[25], le respect de l'autonomie des personnes à travers le recueil de leur consentement aux actes de

---

24. « Les grandes questions portent cependant sur l'implication des dimensions affectives et irrationnelles dans la maladie. Peut-on éviter que celle-ci mette en état d'infériorité, de moindre capacité ? Ne constitue-t-elle pas souvent l'occasion d'une régression, d'une tendance à s'en remettre à l'autre ? Comment gérer l'inconnu, l'incertitude ? Tout peut-il être dit, y compris ce que l'être profondément refuse : la souffrance et la mort ? Un discours trop clair, trop transparent, risque de laisser opaques des pans entiers du malade en quête d'appui, voire de le désemparer. » Cellule de réflexion de l'espace éthique, Éthique et déontologie de l'information médicale, 1996, disponible sur : http://www.espace-ethique.org/sites/default/files/Cellule%20de%20réflexion%20de%20l%27Espace%20éthique_1996_Éthique%20et%20déontologie%20de%20l%27information%20médicale.pdf

25. Le Code de Nuremberg est le texte de référence sur les questions d'autonomie en médecine. En effet, dans le champ bioéthique, un consensus fort s'est établi sur la nécessité de garantir l'éthicité des pratiques médicales potentiellement dommageables pour l'individu (physiquement ou psychiquement), mais bonnes parce que bénéfiques pour des tiers ou pour la société dans son ensemble. D'abord dégagé à l'occasion du procès des médecins allemands à Nuremberg (« Code de Nuremberg » 1947) ce consensus s'est concrétisé depuis par un ensemble de textes normatifs internationaux ou à vocation universelle qui visent l'expérimentation biomédicale sur l'être humain. La Déclaration d'Helsinki (1964-2008) de l'Association médicale mondiale et le rapport Belmont (1979) de la commission instituée par le National Research Act américain sont les textes paradigmatiques de cette élaboration normative dont les principes ont rapidement migré de la recherche biomédicale vers l'ensemble des pratiques médicales (et donc vers le soin). Les principes de justice, de bienfaisance (et de non-malfaisance) auxquels doivent obéir les pratiques visées, se conjuguent avec un principe dont la primauté est affirmée sous des formes différentes par tous les textes : le principe de respect des personnes, dans leur autonomie, d'une part, et dans leur droit à bénéficier d'une protection lorsque cette autonomie se trouve diminuée, d'autre part.

recherche (ou de soin). Mais le Code de Nuremberg ne vise pas à déterminer un « bon consentement ». Comme le rappelle Philippe Amiel, le Code de Nuremberg doit se lire comme « une liste cumulative de critères qui permettent de décider si les personnes exposées sont les victimes d'atteintes criminelles ou les sujets d'expérimentations licites »[26]. Ces critères sont déterminés en fonction du comportement et de la qualité des expérimentateurs, des caractéristiques intrinsèques de l'expérience (méthodologie et pertinence scientifique), de l'information des participants et du recueil de leur consentement. L'ensemble de ces critères relève de la responsabilité individuelle de l'expérimentateur. Dans l'esprit du Code de Nuremberg, la responsabilité porte donc sur l'expérimentateur, et la personne qui consent, consent. Toutes ses raisons sont bonnes parce qu'elles se valent toutes sur la base de leur propre critère : l'autonomie, qui s'oppose alors à l'hétéronomie d'un choix forcé par d'autres.

À trop focaliser sur l'autonomie et ses conceptions, on risque de faire du consentement du malade la source de la légitimité des pratiques médicales contemporaines. Or ce n'est pas parce que le malade consent que la pratique (thérapeutique ou de recherche) est légitime. C'est parce que telle option thérapeutique ou de recherche est légitime que l'on peut en informer le malade et lui demander s'il consent à participer à une recherche ou à recevoir un soin. C'est parce que cette personne consent, qu'il est légitime de recourir à cette possibilité pour cette personne.

Enfin, à trop insister sur l'importance de l'évaluation des capacités du malade à recevoir l'information et des difficultés psychiques que cela peut générer, le risque est de nourrir des inégalités sociales de santé. En effet, comme le montre Sylvie Fainzang[27] : « s'agissant de la capacité du patient à entendre la vérité et à recevoir l'information, on s'aperçoit que les critères de jugement des médecins sont largement sociaux. L'aptitude des patients à recevoir une information précise et détaillée sur leur état de santé est supposée sur la base de l'impression de solidité psychologique que donne le malade, et dont l'appréciation est souvent laissée au seul médecin. En vérité, cette information est donnée essentiellement à des personnes appartenant à des catégories sociales supérieures, soit que leur distinction (dans l'acception bourdieusienne du terme) laisse supposer une plus grande aptitude à comprendre l'information, soit qu'elle laisse supposer une plus grande capacité à la supporter, le médecin faisant souvent un amalgame entre ces deux types de compétences ».

Là où les médecins tentent d'ajuster les pratiques d'information aux dispositions et capacités censément psychologiques des patients, ce que montre Sylvie Fainzang c'est que cet ajustement est au moins en partie déterminé par des mécanismes sociologiques qui tendent à reproduire les inégalités sociales, en donnant les informations préféren-

---

26. Amiel P. *Des Cobayes et des hommes. Expérimentation sur l'être humain et justice*. Paris : Les Belles Lettres, 2011, p. 104.

27. Fainzang S. « La communication d'informations dans la relation médecins-malades ». *Questions de communication*. http://journals.openedition.org.rproxy.sc.univ-paris-diderot.fr/questionsdecommunication/619 ; DOI : 10.4000/questionsdecommunication.619

tiellement aux personnes qui en sont déjà habituellement les dépositaires. Ces mécanismes d'ajustement ne sont pas conscients et délibérés, et ils ne sont « que partiellement personnels »[28]. Ils sont en partie appris au fil de la socialisation professionnelle. En ce sens, la recherche menée par Sylvie Fainzang rappelle que les savoirs et pratiques biomédicaux sont intrinsèquement liés au contexte social dans lequel ils ont lieu et qu'ils comportent le risque de reproduire, dans le champ de la santé, des inégalités sociales.

Conclusion : justice et autonomie

Les difficultés de la relation soignante, les différentes conceptions de l'autonomie des personnes comme la nécessité d'adapter l'information au patient et à ses capacités sont trois éléments qui peuvent faire varier les pratiques d'information. Elles peuvent conduire à oublier que le respect de l'autonomie des personnes est aussi conditionné par la réalisation de la justice en tant qu'égal accès à l'information et à l'exercice d'un choix, dans des conditions médicales identiques. Pour autant, ces difficultés et variations ne témoignent pas d'un désengagement moral des médecins mais sont au contraire le signe de leur engagement moral et de leur vocation, telle qu'elle est formulée dans le serment d'Hippocrate : « Je respecterai toutes les personnes, leur autonomie et leur volonté, sans aucune discrimination selon leur état ou leurs convictions. J'interviendrai pour les protéger si elles sont affaiblies, vulnérables ou menacées dans leur intégrité ou leur dignité[29]. » Annoncer une mauvaise nouvelle est difficile, et comporte même une part de tragique lorsqu'elle confronte la personne à la possibilité de sa propre mort. Il est éminemment complexe dans ces cas d'identifier les situations où valoriser l'autonomie et celles où protéger la vulnérabilité. C'est pourquoi il est fondamental d'accompagner les médecins dans leur formation initiale comme continue, pour nourrir la réflexion sur les pratiques d'information et les améliorer. Il importe pour cela de former à l'éthique, mais aussi aux enjeux psychiques de la relation de soin, et enfin à ses composantes sociales qui comportent, comme toutes les relations, des enjeux de pouvoir. Enfin, ces difficultés sont aussi liées au contexte de contraintes économiques et gestionnaires à l'hôpital, qui mettent les équipes sous pression et limitent le temps disponible ; or l'annonce, l'empathie et l'écoute prennent du temps[30]. C'est pourquoi l'engagement de l'institution pour soutenir le développement des temps d'annonce et d'information est essentiel : l'amélioration des pratiques ne peut reposer sur les seuls professionnels.

---

28. *Ibid.*
29. Conseil national de l'Ordre des médecins. *Le serment d'Hippocrate*. Disponible sur : https://www.conseil-national.medecin.fr/le-serment-d-hippocrate-1311.
30. Dejours C. Quand le « tournant gestionnaire » aggrave les décompensations des soignants, in *Omerta à l'hôpital. Le livre noir des maltraitances faites aux étudiants en santé*. Auslander V. Paris : Michalon, 2017.

5 L'EXERCICE DES DROITS DES PATIENTS POUR LES PERSONNES LES PLUS VULNÉRABLES : ENCADREMENT JURIDIQUE ET RECOMMANDATIONS PROFESSIONNELLES

Alexandre Biosse-Duplan

Aborder l'enjeu des droits des personnes vulnérables revient à poser la question de l'effectivité des droits en général et des leurs en particulier. Comment la loi, les textes réglementaires et les recommandations à destination des professionnels de santé contribuent-ils à réduire l'écart entre les grands principes et les situations individuelles parfois si spécifiques ?

Introduction

L'une des fonctions de la loi est de protéger le faible ou, pour le dire autrement, d'équilibrer sa relation avec les tiers. Pour autant, la loi protège-t-elle mieux les plus faibles ? Oui... et non. Oui parce que les populations fragilisées, vulnérables, bénéficient comme les autres de sa rédaction en termes généraux. Elle s'applique à tous, donc aux plus faibles. L'enjeu se déplace alors non plus vers l'énoncé de la norme mais bel et bien vers son application. À ce questionnement, le législateur répond de plusieurs façons : il ajoute au cadre juridique général, des exceptions, des spécificités dont les mineurs et les majeurs protégés constituent un bon exemple. Il reconnaît aussi des situations de vulnérabilité comme ne pas être en mesure de s'exprimer en français dans le système de santé et il crée alors des mesures correctrices, spécifiques à ces populations. Mais tout ne saurait relever de la loi ou du réglementaire : les recommandations professionnelles demeurent un excellent vecteur de l'application des droits. C'est sous ces angles que l'exercice de leurs droits par les patients les plus vulnérables sera abordé ici après avoir tenté de cerner ces personnes, candidates aux soins comme d'autres.

Personnes vulnérables : un périmètre à (ne pas trop) cerner

Cerner les populations vulnérables dans leur diversité, sans omettre les situations complexes ou atypiques constitue un préalable. De quel matériau dispose-t-on ? Les différentes terminologies, propres à chaque environnement juridique – la santé, la justice, l'action sociale –, apportent rarement des définitions. La vulnérabilité pensée comme « renvoyant à des situations réelles et ne caractérisant donc aucun public ou groupe, traduisant l'absence d'une ou de plusieurs sécurités pour des personnes qui présentent une ou plusieurs difficultés : accès au logement, accès à l'emploi, insuffisance des revenus, statut pour les personnes en demande d'asile, etc. La vulnérabilité doit être étudiée comme un processus dynamique dans lequel l'impossibilité d'accéder à certains droits ou services fait courir le risque d'une dégradation de la situation sociale et d'une désaffiliation pour les personnes concernées » [1].

Dans son référentiel sur la médiation sanitaire [2], outil visant à ramener les personnes vulnérables vers le système de soins, la Haute Autorité de santé propose un périmètre analogue :

- les personnes éloignées des systèmes de prévention et de soins, présentant un ou plusieurs facteurs de vulnérabilité. Ces facteurs de vulnérabilité peuvent être multiples : isolement géographique, familial ou social, pratiques à risques, environnement juridique et sanitaire défavorable, précarité, méconnaissance du système de santé en France, difficultés liées à la barrière de la langue française ou du numérique ;
- les habitants des zones urbaines sensibles et départements d'outre-mer, populations immigrées ou descendants d'immigrés, les « travailleuses pauvres » en situation de vulnérabilité sociale, les enfants et les jeunes, les personnes âgées de 55 à 85 ans en situation de difficulté financière, les populations sans logement personnel, le milieu carcéral [3].

Ainsi, définir un périmètre strict de ce qu'il faudrait entendre comme « populations vulnérables » paraît osé : toute tentative d'exhaustivité exclurait, certainement à tort. Plutôt donc que d'omettre, le parti pris ici consistera à lister quelques groupes ou situations. Les professionnels en contact avec des populations non listées voudront bien les inclure dans cette analyse. Ces précautions prises, s'imposent, entre autres, les enfants, adolescents et de manière générale, les mineurs, les populations non-francophones, particulièrement dans l'enjeu de l'accès aux soins, les détenus, les personnes atteintes de troubles psychiques, les personnes âgées, les personnes sourdes et malentendantes [4], les personnes atteintes d'un handicap et, souvent, leur entourage.

---

1. « La prise en charge des personnes vulnérables. Agir ensemble à l'hôpital et dans le système de santé ». Fédération hospitalière de France/Médecins du monde, 2014.
2. *Cf. supra* : médiation sanitaire.
3. En référence aux travaux de la conférence nationale de lutte contre la pauvreté et pour l'inclusion sociale, Groupe de travail « Santé et accès aux soins ». Pour un accès plus égal et facilité à la santé et aux soins, Paris : ministère des Affaires sociales et de la Santé, 2012. http://social-sante.gouv.fr/IMG/pdf/sante_couv.pdf
4. L'interprétariat en langue des signes fait l'objet d'un encadrement spécifique par la circulaire DHOS/E1/2007/163 du 20 avril 2007 relative aux missions, à l'organisation et au fonctionnement des unités d'accueil et de soins des patients sourds en langue des signes (LS). Toutes ces populations ne sont pas traitées dans cet article.

Reconnaissance juridique de plusieurs vulnérabilités

Dans leur rédaction, les droits des patients, des personnes, se veulent universels : accès aux soins, information, consentement, dignité, confidentialité, accès au dossier médical, possibilité de désigner une personne de confiance et de rédiger des directives anticipées. Ils sont énoncés de façon la plus générale dans les différents codes (de la santé publique, de l'action sociale et des familles...). Or, qu'en est-il précisément de l'encadrement juridique des droits des personnes vulnérables ?

À l'exception notoire du secteur du handicap [5], il existe peu d'environnements juridiques conçus autour d'une population précise. En revanche, certaines dispositions générales connaissent des déclinaisons, des adaptations à destination de populations précises qui bénéficient bien de droits propres liés à leur situation : depuis longtemps, les personnes mineures ou relevant de la prise en charge au titre de la santé mentale et, depuis 2016, les personnes non francophones. De manière générale, ces textes tendent, d'une part, à protéger ces populations – souvent d'elles-mêmes mais aussi de l'extérieur et, d'autre part, à optimiser, autant que possible, l'exercice de leurs droits. En créant de nouveaux droits spécifiques, l'évolution législative tend à combler au fil du temps les « trous dans la raquette » pour une meilleure effectivité des droits.

Toutefois, dans l'environnement de la santé, le droit n'a pas vocation à répondre seul à la diversité des situations. Il croise alors la pratique du secteur d'élaboration de recommandations thématiques. Le législateur l'a bien compris et confie expressément aux autorités scientifiques (HAS, ANSM...) la mission d'élaborer ces recommandations à destination des professionnels en charge d'une population cible. Là où le droit dur s'arrête, les recommandations professionnelles prennent souvent le relais.

L'enjeu des droits des personnes vulnérables ne se résume certainement pas à cet article qui abordera succinctement certains d'entre eux avec, pour fil conducteur, d'éclairer les pratiques des professionnels : l'accès aux soins sous l'angle de la médiation sanitaire et de l'interprétariat, puis trois droits fondamentaux que sont l'information du patient, son consentement et les directives anticipées.

Les mesures d'aide à l'accès aux soins : médiation sanitaire et interprétariat

La loi de modernisation de notre système de santé instaure deux mesures phares visant « à améliorer l'accès aux droits, à la prévention et aux soins des personnes éloignées des systèmes de prévention et de soins, en prenant en compte leurs spécificités » [6]. Il s'agit de la médiation sanitaire et de l'interprétariat linguistique, dispositions contribuant à

5. Loi du 11 février 2005.
6. Nouvel article L. 1110-13 du CSP introduit par la loi n° 2016-41 du 26 janvier 2016 – art. 90.

l'effectivité des droits de populations vulnérables. La loi missionne la Haute Autorité de santé afin de publier des référentiels de compétences, formations et bonnes pratiques [7].

Médiation sanitaire ou médiation en santé

En amont de la délivrance, parfois urgente, des soins, l'accès aux soins constitue le premier des droits que détient le candidat aux soins. Or les obstacles à l'exercer lui paraissent parfois infranchissables. Le référentiel sur « La médiation en santé pour les personnes éloignées des systèmes de prévention et de soins [8] » se fonde sur un constat selon lequel, plus que d'autres, les populations vulnérables sont confrontées à :

- la complexité du système de santé (dispositifs et conditions d'accès) pour leurs bénéficiaires potentiels ;
- la méconnaissance par les professionnels de santé des réalités vécues par les personnes ;
- la multiplicité des dispositifs et des conditions d'accès aux droits qui provoquent non-recours et retards des soins ;
- la méconnaissance des dispositifs par leurs bénéficiaires potentiels [9].

En réponse, la médiation sanitaire désigne la fonction d'interface assurée entre les personnes vulnérables éloignées du système de santé et les professionnels intervenant dans leur parcours de santé. Elle vise, d'une part, à leur faciliter l'accès à leurs droits, à la prévention et aux soins, comme à favoriser leur autonomie dans le parcours de santé en prenant en compte leurs spécificités [10] ; et d'autre part, à sensibiliser les acteurs du système de santé aux obstacles auxquels ces populations se confrontent. La médiation entend les ramener vers le droit commun dans la santé et le social. Intégration et autonomisation sont ces finalités ultimes. Les objectifs et moyens associés en sont ainsi résumés.

Tableau 1 – Caractéristiques communes des projets de médiation en santé

Public cible	Publics vulnérables, éloignés des dispositifs sociosanitaires de droit commun et qui échappent aux professionnels de la santé et du social
Objectif général	Lutter contre les inégalités sociales et territoriales de santé en favorisant le retour vers le droit commun : accompagner les populations vulnérables vers le système de prévention et de soins et faciliter leur intégration dans le parcours de santé

•••

7. Article D. 1110-7 du CSP.
8. HAS : « Référentiel de compétences, formation et bonnes pratiques. La médiation en santé pour les personnes éloignées des systèmes de prévention et de soins », octobre 2017.
9. *Ibid.*, p. 15.
10. Article D. 1110-5 du CSP.

Moyen	Développer des actions s'inscrivant dans l'« aller vers » et le « faire avec » : tous les projets de médiation en santé proposent des solutions sur mesure, certains professionnels se déplacent au domicile, réalisent des accompagnements physiques vers les acteurs du parcours pour faciliter la relation de confiance et pour permettre à terme une autonomisation de chacun dans son parcours de soins
Activités communes aux projets de médiation	• (Re) créer la rencontre avec les populations concernées (populations vulnérables et professionnels de santé/institutions), et instaurer une relation de confiance • Faciliter la coordination du parcours de santé • Favoriser des actions collectives de promotion de la santé en partenariat avec les professionnels de santé compétents et éventuellement des associations • Participer aux actions structurantes au projet (veille, partenariat, travail d'équipe, remontée des dysfonctionnements du système, etc.)

La médiation, intrinsèque au contact avec la personne candidate aux soins, concerne donc tous les professionnels de santé. Au sein d'une équipe, elle peut spontanément relever d'un professionnel que les circonstances ou sa personnalité prédisposent à exercer la fonction. Toutefois, le texte légal de référence sur l'information du patient énonce que « l'information incombe à tout professionnel de santé dans le cadre de ses compétences et dans le respect des règles professionnelles qui lui sont applicables »[11]. La médiation s'inscrit donc dans ce cadre, chaque profession intervenant exclusivement sur son champ. Médiation et information s'associent autant qu'elles s'articulent avec prudence et subtilité.

Interprétariat linguistique en santé

Comme la médiation sanitaire, l'interprétariat constitue une condition à une effectivité des droits des patients non francophones en contribuant à réduire l'asymétrie d'information entre patient et soignant.

Défini par les textes, l'interprétariat désigne : « la fonction d'interface, reposant sur des techniques de traduction orale, assurée entre les personnes qui ne maîtrisent pas ou imparfaitement la langue française et les professionnels intervenant dans leur parcours de santé, en vue de garantir à ces personnes les moyens de communication leur permettant d'accéder de manière autonome aux droits prévus au présent titre, à la prévention et aux soins ». Il garantit aux professionnels de santé les moyens d'assurer la prise en charge des personnes qui ne maîtrisent pas ou imparfaitement la langue française dans le respect de leurs droits, notamment du droit à l'information, du droit au

11. Article L. 1111-2 du CSP, alinéa 2. *Cf.* la section traitant de l'information du patient.

consentement libre et éclairé, du droit au respect de leur vie privée et au secret des informations les concernant. Cette disposition se lit également comme une protection juridique des professionnels qui, ayant pu informer les patients, voient rempli leur devoir d'information.

Ces deux référentiels, médiation et interprétariat, outillent le professionnel pour en faire « un passeur, un faiseur de lien » « en vue de réduire les inégalités sociales ». Sous réserve que les populations vulnérables en aient connaissance, ce qui donne aux professionnels qui sont en contact avec elles une mission d'information en soi, ils donnent à ces populations une clé d'entrée dans le système de santé.

Exemple de trois droits fondamentaux adaptés aux mineurs et aux personnes âgées

Passé les premiers obstacles à l'accès aux droits se pose la question de leur exercice illustré au moyen de trois droits fondamentaux que sont l'information, le consentement et la rédaction de directives anticipées.

L'information du patient

L'information du patient constitue la base de son consentement aux soins. Elle est donc essentielle à l'exercice de ses droits. Le cadre général du droit à l'information découle de la loi du 4 mars 2002 : « Toute personne a le droit d'être informée sur son état de santé [12]. » L'information doit porter sur :

- les différentes investigations, traitements ou actions de prévention qui sont proposés ;
- leur utilité, leur urgence éventuelle ;
- leurs conséquences, les risques fréquents ou graves normalement prévisibles qu'ils comportent ;
- les autres solutions possibles et sur les conséquences prévisibles en cas de refus.

Ces principes généraux sont déclinés dans les différents codes de déontologie parfois mieux connus des professionnels que le texte de référence : « Le médecin doit à la personne qu'il examine, qu'il soigne ou qu'il conseille une information loyale, claire et appropriée sur son état, les investigations et les soins qu'il lui propose. Tout au long de la maladie, il tient compte de la personnalité du patient dans ses explications et veille à leur compréhension [13]. »

Les mêmes exigences sont déclinées à l'égard des infirmiers dans leur Code de déontologie dans sa section « Devoirs envers le patient ». Celui-ci détermine les destinataires de l'information que sont le patient ou son représentant légal. Le devoir d'information concerne donc bien les mineurs et majeurs protégés.

12. Article L. 1111-2 du CSP modifié par la loi n° 2016-41 du 26 janvier 2016.
13. Article R. 4127-35 du CSP.

L'information doit se faire à la demande du patient ou de son représentant. Elle se doit d'être loyale, adaptée et intelligible [14]. Loyale appelle une prudence certaine car le même texte pose une limite importante : « La volonté de la personne de ne pas être informée doit être respectée. » Loyauté s'entend donc en articulation avec l'initiative de la demande d'information qui revient au patient. Dans la délivrance de l'information, l'infirmier tient compte de la personnalité du patient et veille à sa compréhension.

Le champ de l'information lié aux soins revenant à l'infirmier coïncide avec celui de ses compétences professionnelles. *A contrario*, lorsqu'une demande d'information dépasse son champ de compétences, l'infirmier invite le patient à solliciter l'information auprès du professionnel légalement compétent [15]. L'infirmier a également mission de répondre, dans la mesure de ses connaissances, à toute demande d'information préalable sur les conditions de remboursement des produits et dispositifs prescrits [16] et, en libéral, des tarifs des soins [17].

Comme pour les autres professionnels de santé dont l'activité est réglementée, le Code de déontologie régule la qualité et l'information délivrée et son accessibilité pour le patient : « L'information donnée par l'infirmier est loyale, adaptée et intelligible. L'infirmier tient compte de la personnalité du patient et veille à la compréhension des informations communiquées [18]. »

Chaque profession doit exécuter cette obligation dans le cadre de ses compétences comme dans le respect de ses règles professionnelles et déontologiques. Le fait de ne pas informer engage la responsabilité professionnelle. Seules les situations où il est impossible d'informer, comme en cas d'urgence, de perte de conscience ou d'impossibilité de retrouver la personne exonèrent du devoir d'information.

De par les textes, toutes les populations, dont les mineurs et majeurs sous tutelle, sont donc candidates à bénéficier de la part des soignants d'une information de qualité. L'information des mineurs doit se faire « de manière adaptée » selon une appréciation propre à chaque situation : aux mineurs, elle doit être adaptée « à leur degré de maturité », aux majeurs protégés, « à leurs facultés de discernement » [19]. En cas d'impossibilité de dialoguer avec le mineur ou majeur sous tutelle, les professionnels doivent exercer leur devoir d'information auprès du titulaire de l'autorité parentale ou du tuteur à l'exception des situations où le mineur s'y oppose [20].

La loi protège ici deux fois : elle ouvre un droit à l'information à chaque patient, vulnérable ou non, et en régule l'application en fonction de sa situation ; en le régulant, elle définit une marge au professionnel de santé, plein acteur de l'effectivité des droits des patients.

---

14. *Ibid.*
15. Article R. 4312-13 du CSP.
16. Article R. 4312-34 du CSP.
17. Article R. 4312-80 du CSP.
18. Article R. 4312-13 du CSP.
19. Article L. 1111-2 du CSP.
20. Article L. 1111-5 du CSP, *cf.* « Consentement ».

Le consentement

Donner ou refuser son consentement aux soins relève des droits essentiels des patients : « Toute personne prend, avec le professionnel de santé et compte tenu des informations et des préconisations qu'il lui fournit, les décisions concernant sa santé [21]. » Comme pour le droit à l'information, ce principe est décliné en termes similaires dans les codes de déontologie : pour les médecins [22] comme pour les infirmiers [23], le consentement de la personne, y compris les mineurs et majeurs sous tutelle, doit être recherché dans tous les cas. La recherche n'est pas l'obtention, il s'agit ici d'une obligation de moyen dépendant des circonstances et de la personnalité du patient.

La portée du consentement des mineurs ou majeurs protégés est précisée en termes distincts pour chaque profession : « Si l'avis de l'intéressé peut être recueilli, le médecin doit en tenir compte dans toute la mesure du possible » ; pour les infirmiers en ces termes : s'il « est apte à exprimer sa volonté et à participer à la décision ». Mais, à la différence des patients relevant du droit commun, la décision ultime revient à la personne titulaire de l'autorité parentale pour les mineurs et au représentant légal pour le majeur protégé. En l'absence du titulaire de l'autorité parentale ou du représentant légal, et dans les situations d'urgence, il incombe au médecin [24] et à l'infirmier [25] tant de s'efforcer de les prévenir et d'obtenir le consentement que de donner les soins nécessaires. Dans le cas où le refus d'un traitement par la personne titulaire de l'autorité parentale ou par le tuteur risque d'entraîner des conséquences graves pour la santé du mineur ou du majeur sous tutelle, le médecin délivre les soins indispensables [26].

À ces situations où le droit est adapté aux personnes protégées, s'ajoute un droit propre au seul mineur : celui de bénéficier de soins sans l'accord des parents ou des détenteurs de l'autorité parentale lorsqu'il souhaite en conserver le secret. Il s'agit ici notamment de leur ouvrir l'accès à la contraception ou à l'avortement ainsi qu'aux tests rapides d'orientation diagnostique de maladies infectieuses qui s'imposent pour sauvegarder leur santé [27].

Sont ainsi dispensés de la recherche du consentement des titulaires de l'autorité parentale les médecins et sages-femmes « lorsque l'action de prévention, le dépistage, le diagnostic ou l'intervention s'impose » [28]. Il en va de même quant aux infirmiers pour « les décisions à prendre lorsque l'action de prévention, le dépistage ou le traitement s'impose pour sauvegarder la santé sexuelle et reproductive d'une personne mineure » [29].

---

21. Article L. 1111-4 du CSP modifié par la loi n° 2016-41 du 26 janvier 2016.
22. Article R. 4127-36 du CSP.
23. Article R. 4127-36 du CSP.
24. Article R. 4127-42 du CSP.
25. Article R. 4312-14 du CSP.
26. Article L. 1111-4 du CSP.
27. Article L. 6211-3-1 du CSP.
28. Article L. 1111-5 du CSP.
29. Article L. 1111-5-1 du CSP.

Tous les professionnels doivent cependant tenter d'obtenir le consentement du mineur à la consultation des titulaires de l'autorité parentale. Pour les infirmiers appelés « à donner des soins à un mineur ou à un majeur protégé, ils s'efforcent [...] de prévenir ses parents ou son représentant légal et d'obtenir leur consentement »[30]. Dans le cas où le mineur maintient son opposition, le médecin, la sage-femme ou l'infirmier peuvent mettre en œuvre l'action de prévention, le dépistage, le diagnostic ou l'intervention. Le mineur se fait alors accompagner d'une personne majeure de son choix.

Enfin, « Toute personne a le droit de refuser ou de ne pas recevoir un traitement[31]. » Déclinée, au mineur ou au majeur sous tutelle, la décision de refus d'un traitement revient à la personne titulaire de l'autorité parentale ou au tuteur. Lorsque ce refus risque d'entraîner des conséquences graves pour sa santé, le médecin délivre les soins indispensables. Quant à l'application du principe, là encore les codes de déontologie énoncent des règles en cohérence avec les attributions des professionnels :

- lorsque le patient est en état d'exprimer sa volonté, et qu'il refuse les soins, le médecin comme l'infirmier doivent respecter ce refus après l'avoir informé de ses conséquences. L'infirmier doit agir avec l'accord du médecin prescripteur ;
- lorsqu'il est hors d'état d'exprimer sa volonté, ni le médecin ni l'infirmier[32] ne peuvent intervenir sans avoir prévenu et informé la personne de confiance, à défaut, la famille ou un de ses proches, sauf urgence ou impossibilité.

La volonté du patient est alors tracée dans son dossier médical. Le devoir d'information des soignants prend, dans ces circonstances, toute son importance comme préalable à l'exercice du droit au consentement.

Les difficultés quotidiennes des patients à se faire entendre des soignants sont connues ; celles des professionnels à pratiquer les soins dans des contextes défavorables, tout autant, avec les impacts possibles sur la qualité des soins. Bien élaboré, le cocktail information/consentement débouche sur l'*empowerment* du patient ou de ses proches pour une qualité de dialogue beaucoup plus satisfaisante pour tous, y compris pour les personnes protégées et plus généralement les populations vulnérables. L'adaptation de l'information et la recherche du consentement aux besoins des personnes vulnérables constituent deux de leurs droits qu'ils ont pleinement vocation à s'exercer.

La rédaction de directives anticipées

Les directives anticipées expriment la volonté de la personne en ce qui concerne les conditions de la poursuite, de la limitation, de l'arrêt ou du refus de traitement ou d'acte médicaux dans une perspective de fin de vie[33]. Elles visent à prévenir les situations dans lesquelles la personne malade ne serait plus en mesure de faire entendre ses souhaits. Les

---

30. Article R. 4312-14 du CSP.
31. Article L. 1111-4 du CSP.
32. Article R. 4312-14 du CSP.
33. Article L. 1111-11 du CSP.

médecins généralistes et, en Ehpad, les directeurs d'établissement, ont pour mission d'informer les personnes de la possibilité d'en rédiger. Mais leur rédaction constitue un droit, en aucune façon une obligation.

Finalité, ouverture aux majeurs protégés, et portée

La démarche est ouverte à « Toute personne majeure », y compris donc aux majeurs incapables et à la seule exclusion des mineurs. Pour les majeurs sous tutelle, la procédure nécessite l'autorisation soit du juge, soit du conseil de famille s'il a été constitué. Afin d'éviter tout risque d'influence, le tuteur ne peut alors ni assister, ni représenter leur auteur. Lorsque la personne n'est pas en mesure de les rédiger ou de les signer, elle peut les faire attester par deux témoins dont sa personne de confiance. Dans toutes les situations, mais plus encore dans le cas des personnes sous tutelle, le patient peut demander au médecin auquel il remet ses directives en vue de leur insertion dans son dossier médical, de faire figurer en annexe une attestation constatant qu'il est en état d'exprimer librement sa volonté et que toutes les informations appropriées lui ont bien été délivrées.

Antérieurement à la réforme de 2016, le médecin, détenteur de la décision de poursuite des soins, se devait simplement de tenir compte des directives. Depuis, celles-ci « s'imposent au médecin pour toute décision d'investigation, d'intervention ou de traitement » [34]. Le texte prévoit à ce principe majeur deux exceptions où les directives ne s'imposent plus au médecin et dont les populations fragilisées peuvent relever :

- lors des situations d'urgence vitale pendant le temps nécessaire à une évaluation complète de la situation ;
- lorsque les directives anticipées apparaissent manifestement inappropriées ou non conformes à la situation médicale. Cette exception législative permet de prendre en compte les personnes atteintes de troubles psychiques dont les directives écrites peuvent ne refléter qu'un désir à un instant donné. Tout refus d'application doit cependant résulter d'une procédure collégiale. Le médecin recueille l'avis des membres présents de l'équipe de soins, si elle existe, et celui d'au moins un médecin, appelé en qualité de consultant, avec lequel il n'existe aucun lien de nature hiérarchique. Il peut intégrer dans sa décision le témoignage de la volonté du patient recueilli auprès de la personne de confiance ou, à défaut, de la famille ou d'un proche.

La rédaction en pratique : réflexion, échange et temps

La mise en œuvre des directives nécessite une appropriation du cadre juridique associée à une approche respectueuse de la personne. Son accompagnement dans la réflexion et la rédaction concerne tous les professionnels de santé, médecins, infirmiers, professionnels des secteurs social et médico-social.

34. Article L. 1111-11 du CSP modifié par la loi n° 2016-41 du 26 janvier 2016.

Le site « parlons-fin-de-vie[35] » fournit une aide à l'appropriation de la démarche et incite la personne à ne les rédiger que lorsque celle-ci s'y sent prête, après réflexion afin de :
- discerner les éléments qui ont du sens pour soi ;
- repérer ce qui peut faire certitude ou au contraire est très difficile à décider par avance ;
- envisager les décisions qui correspondent le mieux aux situations les plus envisageables eu égard à l'évolution probable de la maladie ou à son mode de vie.

La démarche insiste sur l'importance, au-delà de toute formulation, de faire comprendre à l'entourage, au dépositaire des directives, au médecin traitant et à la personne de confiance la volonté qui guide l'auteur des directives.

La Haute Autorité de santé dégage quelques principes directeurs propres à faciliter la rédaction des directives et l'échange entre le patient et le médecin[36] :
- les directives s'inscrivent dans une démarche partagée entre le patient et le médecin où le dialogue et l'écoute sont essentiels. La possibilité de leur rédaction doit être abordée lorsqu'une relation de confiance est établie ;
- les échanges autour des directives permettent d'anticiper les traitements possibles, de rassurer les personnes inquiètes pour leurs conditions de fin de vie, voire de prévenir des désaccords familiaux sur la fin de vie [...] ;
- (la personne) doit recevoir une information la plus loyale possible, dans le cadre d'un dialogue conduit avec empathie (lui permettant) de réfléchir à ses convictions, d'identifier ses craintes et ce qu'elle souhaite ;
- pour la personne ayant une maladie grave et incurable, cet échange sera adapté à sa demande d'informations et à son état psychologique et émotionnel ;
- l'anticipation des situations de fin de vie permet de construire un projet de soins : le cheminement du patient peut être long et nécessiter des entretiens répétés dans le cadre de l'accompagnement continu.

Les directives anticipées : forme, contenu et conservation

Les directives anticipées prennent la forme d'un document écrit. Elles peuvent être rédigées conformément à un modèle qui comporte les mentions minimales suivantes[37] :
- les nom, prénom, date et lieu de naissance de leur auteur, être datées et signées par lui ;
- si elle existe, la désignation et les éléments d'identification de la personne de confiance ;
- les éventuelles mentions relatives aux autorisations nécessaires en cas de mesures de tutelle : autorisation du juge ou du conseil de famille s'il a été constitué ;
- lorsque la personne est dans l'impossibilité physique de les rédiger, les deux témoins, dont l'un peut être la personne de confiance, indiquent leurs nom et qualité et leur attestation est jointe aux directives anticipées.

---

35. http://www.parlons-fin-de-vie.fr
36. Les directives anticipées concernant les situations de fin de vie, HAS, octobre 2016.
37. Article R. 1111-17 du CSP.

Elles doivent comporter la volonté de la personne sur les décisions médicales relatives à sa fin de vie concernant les conditions de la poursuite, de la limitation, de l'arrêt ou du refus de traitements ou d'actes médicaux dans le cas où elle ne serait plus en capacité de s'exprimer :

- lorsque la personne se sait en fin de vie atteinte d'une affection grave, elle exprime sa volonté concernant son éventuelle situation future et sur la poursuite, la limitation, l'arrêt ou le refus de traitements et d'actes médicaux, notamment ceux entrepris dans le cadre de son affection ;
- lorsqu'elle ne pense pas être atteinte d'une affection grave, elle exprime sa volonté concernant son éventuelle situation future et la poursuite, la limitation, l'arrêt ou le refus de traitements et d'actes médicaux dans l'hypothèse où elle serait victime d'un accident grave ou atteinte par une affection grave ;
- une rubrique permettant à la personne d'exprimer sa volonté sur la possibilité de bénéficier d'une sédation profonde et continue jusqu'au décès lorsque :
  - soit elle se sait atteinte d'une affection grave et incurable, dont le pronostic vital est engagé à court terme, et présente une souffrance réfractaire aux traitements,
  - soit lorsque la décision, alors qu'elle se sait atteinte d'une affection grave et incurable, d'arrêter un traitement engage son pronostic vital à court terme et est susceptible d'entraîner une souffrance insupportable [38].

Les directives peuvent être conservées soit dans le dossier médical partagé, ce qui vaut inscription au registre national dédié, soit dans le dossier médical de l'établissement ou du cabinet libéral. L'auteur peut également les confier à la personne de confiance, à un membre de la famille ou à un proche dont les nom, prénom et coordonnées peuvent être indiqués dans le dossier médical ou dossier médical partagé [39]. Elles sont révisables et révocables à tout moment dans les mêmes conditions que leur élaboration. En présence de plusieurs écrits exprimant des souhaits différents et répondant aux conditions de validité, le document le plus récent s'impose [40].

Un cadre juridique ouvert et des améliorations en vue

La loi protège particulièrement les personnes vulnérables qui bénéficient du socle commun des droits des patients et de quelques droits spécifiques comme la médiation sanitaire ou les droits attachés à leur statut de mineur ou de majeur protégé. Pour autant leur application exige la réunion de conditions difficiles : l'accès de ces personnes au

38. Article R. 1111-18 du CSP. Des modèles-types de directives anticipées ont été publiés par l'arrêté du 3 août 2016.
39. Article R. 1111-19 du CSP.
40. Article R. 1111-17 du CSP.

système de santé, une information sur leurs droits et une acculturation des professionnels de santé qui en demeurent parmi les meilleurs vecteurs. Il semble intéressant de conclure cet article sous l'angle des améliorations à apporter du point de vue de deux autorités administratives indépendantes dont les missions consistent précisément à pointer les déficits actuels des droits.

D'une part, le défenseur des droits aborde les enjeux de santé sous l'angle des discriminations liées aux barrières de la langue et conduisant à un moins bon accès au système de soins. Il formule quatre recommandations très générales :

- la nécessité de développer la prévention, le soutien à la parentalité et la participation des enfants, tout en mobilisant les moyens et ressources indispensables à la conduite d'une politique de santé des enfants et des adolescents ;
- l'insuffisance des services de Protection maternelle infantile (PMI) et de médecine scolaire ;
- la persistance d'inégalités territoriales dans l'accès aux services de santé, particulièrement importantes en Guyane et à Mayotte, mais également sur l'ensemble du territoire à l'égard des enfants étrangers, Rom et mineurs non accompagnés, vivant dans des bidonvilles ou dans la rue ;
- l'obligation de conduire des actions d'éducation à la sexualité qui reste encore très peu suivie et contribuerait à la lutte contre les préjugés et stéréotypes de sexe, d'identité, de genre et d'orientation sexuelle.

D'autre part, le Contrôleur général des lieux de privation de liberté (CGLPL) énonce plusieurs recommandations générales, applicables à tous les établissements de santé à destination de deux populations vulnérables, les personnes placées en soins sans consentement et les mineurs hospitalisés[41]. Quant aux personnes placées en soins sans consentement, il encourage :

- le ministère des Solidarités et de la Santé à entreprendre une action pédagogique sur les droits de patients placés en soins sans consentement et l'organisation de leur vie quotidienne ;
- à prendre les mesures nécessaires pour faire connaître et respecter les droits et libertés d'aller et de venir du patient hospitalisé en psychiatrie ;
- l'engagement d'une réflexion interministérielle entre les ministres de l'Intérieur et de la Santé sur les autorisations de sortie de courte durée afin de définir une doctrine commune ;
- l'instauration d'un droit systématique de recours des décisions d'isolement et de contention ;
- l'intensification des mesures de communication, de formation et de contrôle, relatives à l'isolement et à la contention dans les établissements de santé mentale ;
- la formation des infirmiers en psychiatrie leur permettant d'approfondir leurs connaissances cliniques, d'acquérir un savoir-faire dans la prise en charge des patients et de

41. CGLPL, Rapport d'activité 2017.

réactualiser leurs connaissances en matière de dispositions juridiques applicables aux patients hospitalisés sans consentement.

À l'égard des mineurs hospitalisés, il recommande aux pouvoirs publics de veiller à :

- ce que tout enfant dont l'état nécessite des soins puisse être accueilli dans un établissement adapté, assez proche de son domicile pour garantir le maintien des liens familiaux ;
- ce que tous les mineurs bénéficient effectivement des droits qui leur sont conférés par la loi ;
- de manière générale, à une meilleure articulation entre les divers services sociaux, médico-sociaux, éducatifs, sanitaires et judiciaires intervenant auprès des mineurs.

Ces constats et recommandations ont un double mérite : ils fixent une perspective à l'action publique comme aux pratiques de soins, et permettent au fil du temps de mesurer les progrès accomplis.

À SAVOIR

Vecteurs des droits : chartes et livret d'accueil

Les chartes des droits des patients présentent deux points forts et un grand point faible. Leurs grands mérites consistent à synthétiser en un seul support les droits des patients et une rédaction en des termes plus accessibles que les textes légaux et réglementaires. Leur faiblesse s'incarne, d'une part, dans une portée juridique très variable et, d'autre part, dans le fait que les populations vulnérables n'ont pas toujours les moyens de se les approprier. Passées ces réserves, selon les publics concernés, les professionnels de santé peuvent se référer dans les établissements à :

- la charte de la personne hospitalisée de 2006 ;
- la charte de l'enfant hospitalisé de 1998 ;
- la charte européenne des droits de l'enfant hospitalisé de 1988 ;
- la charte des droits et libertés de la personne accueillie dans le secteur social et médico-social ;
- livret d'accueil de l'établissement.

Pour en savoir plus

Dispositions générales

Biosse-Duplan A. *La démocratie sanitaire*. Dunod, 2017.

Charte du patient hospitalisé : www.sante.gouv.fr/IMG/pdf/charte_a4_couleur.pdf

Hospitalisation : quels sont les droits du patient ? https://www.service-public.fr/particuliers/vosdroits/F748

Interprétariat

Charte de l'interprétariat médical et social professionnel en France, adoptée à Strasbourg, le 14 novembre 2012.

Norme internationale ISO 13611 : 2014(F) « Interprétation – Lignes directrices pour l'interprétation en milieu social », décembre 2014.

Information, consentement, *empowerment*

Le pouvoir d'agir « empowerment » des patients questionne l'éducation thérapeutique et ses acteurs, réflexions autour de quatre populations vulnérables. Rennes : Presses de l'EHESP, 2017.

Directives anticipées

http://www.parlons-fin-de-vie.fr

« Directives anticipées ». HAS, document destiné aux professionnels de santé et du secteur médico-social et social, avril 2016.

« La personne de confiance ». HAS, document d'information et formulaire de désignation, avril 2016.

Note méthodologique et de synthèse documentaire : « Pourquoi et comment rédiger ses directives anticipées ? » HAS, 2010.

« Pourquoi et comment rédiger mes directives anticipées ? » HAS, guide pour le grand public, octobre 2016.

Application des droits

Contrôleur général des lieux de privation de liberté : http://www.cglpl.fr/, cf. Rapport d'activité 2017

Défenseur des droits : https://www.defenseurdesdroits.fr/

6 LA GESTION DE L'EXPRESSION RELIGIEUSE DES USAGERS. AU COMMENCEMENT EST LA LIBERTÉ

Marc Grassin

Introduction

Les métiers et les institutions dont l'objet est de répondre à un besoin humain de « soin » vivent la tension d'avoir à gérer et rationaliser le vécu humain. Face à la perturbation que représente la maladie ou le handicap, les professionnels ont à proposer, décider et accompagner pour que les personnes puissent vivre, corriger, améliorer, assumer la situation qui est la leur. La prise en charge d'un patient ou d'un usager est une croisée de chemins. Croisée entre les regards rationalisés par le savoir, l'expérience, les fonctions, l'organisation, les cadres juridiques et réglementaires, et le vécu singulier de la situation par des hommes et des femmes en relation.

Sans doute, est-ce là la difficulté que tout professionnel rencontre : celle d'avoir à tenir ensemble et assumer les logiques paradoxales auquel il est soumis entre les contraintes liées à l'exercice même de sa fonction dans un contexte particulier et la reconnaissance de l'autre dans la singularité des relations humaines. Sans doute, est-ce aussi le défi de toute vie sociale et qui renvoie à une réalité anthropologique fondamentale, celle de la relation entre les personnes. Derrière toute forme de rationalisation de l'action (ce qui est le propre du professionnalisme) affleure l'altérité qu'elle ne peut en son fond saisir et qui pourtant seule lui donne sens.

Au-delà des déclarations d'intention culturelles et éthiques des milieux soignants et médico-sociaux qui placent au cœur de la pratique la reconnaissance de l'autre, l'autonomie, la liberté, au-delà des valeurs d'un humanisme pratique, l'autre est toujours un peu sous le contrôle de logiques formelles et la personne toujours un peu réduite à ce que nous en disons ou voulons qu'elle soit. Il y a là comme une inversion contre laquelle il nous faut sans cesse lutter. Les logiques d'action rationalisée, le poids de l'évaluation dans les parcours de prise en charge, la force du mimétisme et la prégnance des idéologies nous font oublier qu'au commencement est, comme l'affirme Paul Ricoeur, une « liberté en première personne qui se pose elle-même » [1]. L'autre est en cela une personne, une liberté irréductible qui doit être reconnue comme le point d'entrée et le point de sortie de la pratique. Poser la liberté comme « ce qui précède dans l'ordre du fondement » à la relation humaine et sociale, mais aussi comme horizon de sens de la

1. Ricoeur P. *Avant la loi morale : l'éthique.* Encyclopédie Universalis, 1985.

pratique professionnelle permet de revisiter les rapports normés et normatifs qui nous empêchent parfois d'honorer la « part de l'autre ».

Retour sur la personne

Le théologien moraliste Xavier Thévenot affirmait que « Définir, c'est d'une certaine façon mettre fin au flou, au doute, à la surprise, "à l'encore-à-découvrir", c'est enfermer la chose dans un concept, un mot bien ciselé et censé rendre parfaitement compte de ce qu'elle est[2]. » La logique de catégorisation et de mise en mot est une condition pour appréhender le réel et pouvoir agir. Sans effort de formalisation et de rationalisation, il nous est difficile de différencier, de démarquer et d'élaborer des stratégies d'action adéquates et efficaces. Toute la culture occidentale repose sur le présupposé d'une raison qui distingue, qui sépare, qui différencie. La levée du flou, de l'opaque, de l'obscur porte le nom de raison et nous introduit dans un rapport au monde efficace et opératoire. Il n'est pas abusif de lire le mouvement du monde comme un grand processus de rationalisation et d'opérationnalisation du réel. François Jullien[3] a montré de manière convaincante que le langage occidental a fait le choix de la définition et de la catégorisation au détriment d'une autre approche plus indicative. Définir ou indiquer, dire ou montrer sont deux stratégies nécessaires mais qui engagent différemment la manière de se rapporter au monde, à soi et à l'autre. D'une manière ou d'une autre, la logique occidentale a fait le choix préférentiel de la première pour étendre notre capacité à faire le monde, le maîtriser et le contrôler. L'inattendu, l'imprévisible sont vécus comme des risques et des échecs et ce qui ne peut être dit, circonscrit, comme une défaillance.

La rationalisation de la vie sociale et de la pensée est un facteur supposé d'efficacité sociale, réponses faites pour « régler » ce qui doit « l'être ». L'horizon de sens est de mettre en ordre et de trouver des solutions dans le cadre établi et défini par ceux qui en sont les acteurs et les garants. Dans une culture de la rationalisation et de l'opératoire, il n'est pas faux de dire que le cadre gouverne, au sens où il est l'alpha et l'oméga, le point d'entrée et le point final. Rien d'étonnant donc que la personne soit reléguée en arrière-plan des catégorisations normatives et normées produites par les rationalisations idéologiques, organisationnelles et institutionnelles. Au fond, tout doit rentrer dans le cadre, la pensée, le vécu, les émotions et pour finir la liberté.

Il est significatif que le milieu soignant a mis du temps à reconnaître que le patient pouvait « dire non », refuser un traitement, qu'il pouvait discuter (au sens de contester) et dialoguer, et de patient qu'il était, il pouvait être un partenaire. Il est aussi significatif que la logique de rationalisation gestionnaire des personnes impose son « calcul », y compris dans un champ où elle ne peut qu'être inopportune si le quantitatif n'est pas

2. Thévenot X. *La bioéthique*. Centurion, 1983.
3. Jullien F. *Si parler va sans dire. Du logos et d'autres ressources*. Seuil, 2006.

pondéré par le qualitatif de la relation humaine. Toute tentative de catégorisation ouvre autant qu'elle ferme, libère autant qu'elle aliène. Et ce paradoxe concerne aussi bien les personnes que les collectifs. L'action impose la réduction du regard à des catégories et des standards pour rendre praticable le réel et exige immédiatement la nécessité d'un regard plus grand, plus vaste, plus large. Parce que la personne humaine déborde tout formalisme, parce qu'elle est avant tout ce que nous n'aurons jamais fini de comprendre, elle est la part d'inattendu qui surgit comme l'insaisissable, l'informulable, l'imprévisible, l'incompréhensible, le hors catégorie.

La personne est la part de l'autre et de nous-mêmes qui déborde ce que nous pensons, ce que nous savons, ce que croyons. En cela, la personne n'est ni une définition, ni un statut, ni une catégorie, elle est plutôt un processus relationnel marqué par le refus de clore « l'autre » dans ce qu'il donne à voir ou à être et dans ce que nous supposons pour lui. En cela, la personne est un événement qui déborde la vie sociale par le fait qu'elle n'est et ne sera jamais complètement ce qui en est dit.

La personne est un « infiniment autre » qui renvoie chacun à la vigilance quant à son incapacité à se laisser déborder et à accueillir ce qui est « autre » et « différent ». Dès lors, la réduction fonctionnaliste des relations propres à la vie sociale empêche la reconnaissance pleine et entière de l'autre dans sa radicale différence et sa profonde et irréductible singularité, en un mot dans sa liberté.

Il y a dans la personne le très personnel intime de chacun qui fait qu'entre ce qui est supposé être fait et ce qui le sera se joue le défi pour chacun de l'ajustement, de l'adaptation et de la conjugaison à la première personne du singulier de l'existence. Une conjugaison de la liberté qui, comme le souligne Paul Ricoeur, est une affirmation et une croyance qui ne peuvent que s'attester par les « œuvres ». Au fond, la personne est l'histoire concrète du trajet d'effectuation de la liberté dans le dédale des contraintes. L'acte grave de la position de liberté, affirme Ricoeur, est une « odyssée de la liberté à travers le monde des œuvres, ce voyage de la croyance aveugle (je peux) à l'histoire réelle (je fais) » [4], odyssée qui n'est autre que l'éthique.

Cette décisive liberté et ce possible ouvert ne sont pas le fruit du seul effort du sujet à le réaliser. La réalisation tient moins à soi-même qu'à l'autre dans sa capacité à « vouloir que la liberté de l'autre soit ». Si, comme le souligne Peter Sloterdijk, le sujet moderne est « cet effort de devenir son propre monde » [5], ce qui valorise comme clé de lecture l'autonomie, la puissance, la décision, la personne est quant à elle le fruit d'une relation, d'un « je » et « tu », qui se reconnaissent dans une histoire commune où chacun porte l'enjeu de la liberté de l'autre.

Le « je » et le « tu », le temps de la prise en charge, se reconnaissent comme déterminant de l'autre, comme condition de l'expression de cette altérité et cette différence. Cette condition anthropologique de la relation entre deux libertés est médiée par le cadre

4. *Op. cit.*
5. Sloterdijk P. *La mobilisation infinie*. Points, 2000.

et la contrainte normative, ce que Paul Ricoeur appelle le pôle du « neutre ». Ce pôle représente non pas l'autre concret et singulier, celui que l'on rencontre, mais l'autre abstrait qui représente tous les autres. Non pas la personne, mais la catégorie qui le définit pour partie, non pas ce patient-là, mais le patient en général, non pas ce malade, mais le malade en général, non pas cet usager mais l'usager en général. La tension entre le général qui ouvre le possible de l'action et le singulier est l'objet même de la délibération de ce qu'il y a à décider. Le professionnalisme ne consiste pas à appliquer, mais à négocier le souhaitable dans l'application des cadres.

Au fond, derrière le patient, l'usager, le citoyen, le client ou toutes autres formes de catégorisation, c'est la personne qui est visée et tout ce qui nous échappe. S'en tenir à une approche catégorielle, formelle et rigide est trop court. Si le professionnel ne peut que se conformer aux cadres et process que son métier, institution et organisation déterminent, il se doit de reconnaître que ceux-ci n'ont de sens qu'en prenant en compte les attentes et les différences très singulières de ceux et celles dont il a la charge. Ce retour et cette attention à la personne humaine n'ont d'autres solutions que le dialogue pour ajuster, négocier et tenir ensemble liberté et contrainte. Dans un sujet aussi intime que celui de la foi et de la pratique religieuse, au cœur de l'intime de la vie malmenée par la maladie, les soignants vivent la difficulté à gérer des attentes personnelles des patients en regard de ce qui est possible formellement.

Le management de l'expression religieuse des usagers à l'hôpital

L'expression religieuse et le sens que les hommes et les femmes y mettent sont multiples. Les souhaits et les motivations des croyants et/ou des pratiquants sont toujours l'objet d'interprétations personnelles et toujours singulières. Chacun vit à sa manière sa religion, sa foi et sa pratique dans un cadre le plus souvent normé de pratiques et de discours. Mais quelle que soit la religion entre un croyant libéral et un croyant « orthodoxe », les manières de penser et vivre sa religion diffèrent profondément. Il n'est pas faux de dire que le phénomène religieux est plurivoque et complexe. Toute approche globalisante et généraliste prend le risque des amalgames et des préjugés qui nuisent à la compréhension et à la gestion apaisée des revendications. La dimension religieuse est avant tout existentielle. Elle touche à l'intime de la personne, à la fois dans son rapport à Dieu ou aux dieux, mais aussi dans le rapport à soi-même et aux autres. La revendication d'une pratique religieuse ou d'un besoin d'expression religieuse (prière, rite, culte) est en ce sens l'expression d'un besoin fondamental qui ne saurait être négligé ou dénié [6, 7].

---

6. Debout C. Impact de la pratique religieuse sur la stratégie d'adaptation de la personne malade. *Soins*, n° 799, octobre 2015, pp.35-39.
7. Doucet H. Des soins spirituels dans les établissements de santé québécois. *Soins*, n° 799 p.55.

Le droit international, européen et national reconnaît la liberté religieuse, ce qui veut dire la liberté de conscience, de pensée et de pratiques [8]. Au fond, les sociétés démocratiques libérales ont fait du religieux un élément culturel comme un autre, une diversité parmi d'autres qui a droit de « cité » au même titre que toute autre culture. Si la possible expression du religieux est encadrée dans l'espace public, c'est pour reconnaître l'égalité des citoyens dans une logique résolument libérale. Les restrictions possibles ne signifient en aucun cas une dénégation du religieux en tant que tel, mais seulement la nécessité d'une régulation de son expression pour garantir le vivre ensemble et le bon fonctionnement social.

De nombreux préjugés autour du fait religieux et de la laïcité polluent le débat. Il y a « un véritable analphabétisme » sur ces réalités qui favorise l'idéologie, la crispation et les récupérations politiques. Chacun est animé d'un « logiciel interne » sur le sujet, qui n'est pas toujours en phase avec la réalité sociologique du fait religieux, avec le cadre juridique et avec la signification et l'histoire de la laïcité. L'approximatif ne permet pas de gérer sereinement les revendications, qu'elles soient légitimes ou illégitimes, rendant le dialogue inopérant et l'accompagnement impossible. La laïcité est elle-même une réalité dynamique et protéiforme comme le souligne le titre du livre « Les 7 laïcités françaises » de Jean Baubérot [9]. Il y a donc autour de cette question, du débat, de la divergence de points de vue, et l'enjeu est aujourd'hui que les usagers du service public et les agents, mais plus largement les citoyens, partagent un même cadre juridique, historique et culturel de la laïcité à la française et que chacun puisse comprendre et vivre ce qu'il faut appeler de nos vœux une « laïcité apaisée », respectueuse du cadre juridique et de la liberté de chacun.

La résurgence du débat montre que ce que nous avions cru réglé et acquis ne l'était pas. Il faut, plus que jamais aujourd'hui, et ce pour de multiples raisons sociologiques et politiques, apprendre les éléments d'un raisonnement pratique et opérationnel pour gérer le fait religieux et son expression dans l'espace commun de notre société et notre république. Les professionnels et les institutions doivent acquérir une méthode d'analyse des situations pour interpréter la nature de la demande (personnelle, politique, religieuse, culturelle) et les obligations (non-discrimination, sécurité, liberté, bon fonctionnement du service...) pour réaliser au mieux la mission, la fonction et la tâche que chacun a à assumer. La connaissance de la loi et de son sens, la compréhension de ce qu'est le religieux et de ce qu'il implique doivent permettre de repérer la nature de la demande et les marges de manœuvre possibles pour décrisper, détendre et apaiser les relations.

---

8. Article 9 de la Convention européenne des droits de l'homme : « La liberté de manifester sa religion ou ses convictions ne peut être l'objet d'autres restrictions que celles qui, prévues par la loi, constituent des mesures nécessaires, dans une société démocratique, à la sécurité publique, à la protection de l'ordre, de la santé ou de la morale publique, ou à la protection des droits et libertés d'autrui. »

9. Baubérot J. *Les 7 laïcités françaises*. Paris : Maison des sciences de l'homme, coll. « Interventions ». 2015.

La place du religieux dans les sociétés modernes est marquée par un processus de sécularisation (perte d'influence du religieux dans la vie sociale, culturelle et politique) et de laïcisation (attitude volontariste de séparation du religieux et du politique). Le religieux a longtemps été le grand intégrateur de la vie personnelle et sociale, donnant les clés de lecture du sens et déterminant le cadre social. Le grand mouvement d'évolution des sociétés modernes a consisté à séparer la sphère publique et la sphère privée. Le religieux – pour ce qui concerne notre société, le christianisme et plus particulièrement l'Église catholique romaine – a perdu son pouvoir d'influence publique et de quasi-monopole religieux. Le pluralisme culturel et religieux caractérise désormais notre société. La place du religieux peut être passionnée et suscite des sentiments et des émotions parfois contradictoires [10]. La « laïcité » entendue comme la « gestion démocratique du fait religieux » a permis de mettre normalement chacun à distance. N'oublions pas que l'histoire de la fin du théologico/politique qui prendra forme dans la séparation des Églises et de l'État a été mouvementée et le résultat de combats parfois violents, encore très à vif. La sécularisation et la laïcisation de la société française ont été un accouchement dans la douleur pour la religion dominante de l'époque qui a dû reconfigurer et repositionner sa place dans l'espace publique. L'idée communément partagée serait que le religieux relèverait de la sphère privée en opposition à la sphère publique. Si cela est vrai d'un certain point de vue, l'idée génère des raccourcis qui faussent la compréhension de la laïcité résumée par l'idée que nous serions une « société laïque ». Or, ce n'est pas la société qui est laïque, mais la République. Pour autant que les convictions religieuses et la pratique religieuse relèvent de la sphère privée (l'intime), elles sont légitimes dans l'espace publique. Il y a donc bien de la pratique religieuse dans l'espace publique de la société française, comme il y a d'autres formes d'expression culturelle. Ni plus, ni moins. La dimension privée du religieux n'enlève en rien sa dimension constituante de la société. C'est tout le sens même de la laïcité à la française qui s'appuie sur la loi de séparation des Églises et de l'État de 1905 [11]. La laïcité en tant que principe juridique et valeur reconnaît le fait religieux (conviction, expression et pratique) comme toute autre forme de convictions spirituelles ou philosophiques et garantit son vécu sous conditions. Le principe du primat de la liberté est ainsi inscrit au cœur de la laïcité. La laïcité – du moins celle de 1905 – n'est en aucun cas une guerre contre les religions, elle les reconnaît et ne discute pas de leur contenu. Elle discute seulement des conditions de la coexistence pluraliste et libérale au sein de notre « vivre ensemble » en créant les conditions de possibilité de toutes les croyances. Au fond, et contrairement à ce que nous pourrions croire, la laïcité est de ce qui rend possible toutes les croyances et l'expression de toutes les convictions. La laïcité facilite plus qu'elle n'empêche.

---

10. Courau T.-M. *Entreprise et diversité religieuse, un management par le dialogue*. Association des managers de la diversité, mars 2013.
11. Loi du 9 décembre 1905 concernant la séparation des Églises et de l'État.

Ainsi, l'expression religieuse dans la société civile, dans le secteur privé (entreprise et institution) est possible et garantie. Il en est de même pour les usagers du service public à qui est garantie la possibilité d'une pratique religieuse, plus particulièrement lorsque ceux-ci en sont empêchés par leur situation (hospitalisation, incarcération...). Le port de signes religieux et la pratique religieuse pour les patients et leurs proches est un droit reconnu et qui doit pouvoir être organisé au nom de la liberté. Cette possibilité reconnue par la loi est néanmoins soumise à des restrictions argumentées qui ne tiennent pas aux contenus théologiques mais aux effets sur le bon fonctionnement de la pratique et sur le vivre ensemble. Si les citoyens sont libres d'expression et de culte, il en va tout autrement pour les agents du service public, des collectivités territoriales et de la fonction hospitalière qui, eux, sont tenus à l'absolue neutralité dans l'exercice de leur fonction. Cette neutralité inscrite dans la loi de 1905 assure qu'aucun citoyen ne soit soumis à une quelconque pression idéologique, lui permettant ainsi d'être reconnu et accepté en tant que tel et ce quelles que soient ses croyances. Les agents sont ainsi soumis à l'absence stricte d'expression de conviction philosophique ou religieuse (pensée, signe, culte). À la différence des agents du service public, les professionnels du secteur privé, à moins qu'ils ne soient sous délégation du service public, peuvent porter des signes religieux au travail. Là encore, sous réserve de restrictions liées et définies par le Code du travail et le bon fonctionnement de l'entreprise. Il en va de même pour les usagers. Ainsi, si « au commencement est la liberté », il s'agit de vérifier la compatibilité de celle-ci pour « l'opérationnalité » et l'efficacité de la pratique, la reconnaissance de chacun dans sa liberté et l'absence de trouble à « l'ordre public ». Des restrictions, si elles sont argumentées, proportionnées et non discriminantes pour les personnes concernées, peuvent être justifiées, pouvant même être inscrites dans un règlement intérieur limitant l'expression religieuse dans le secteur privé.

Le raisonnement est en réalité assez simple, même si l'appliquer en situation est parfois plus délicat et ouvre à des interprétations que la jurisprudence et la pratique finissent par résoudre. Le Code du travail fournit des critères de restriction à la liberté d'expression religieuse des salariés, critères en réalité transposables pour gérer les revendications et les comportements des usagers de l'hôpital. Les conditions de la restriction sont les suivantes. La restriction aux droits des personnes et aux libertés individuelles et collectives est possible si elle est justifiée « par la nature de la tâche à accomplir » et « proportionnée au but recherché » (art L1121-1 du Code du travail). La différence de traitement est possible si elle répond à « une exigence professionnelle essentielle et déterminante, à condition que l'objectif soit légitime et l'exigence proportionnée » (art. L1131-1) [12]. Il ne s'agit dans

12. Art. L. 1121-1 du Code du travail : « Nul ne peut apporter aux droits des personnes et aux libertés individuelles et collectives des restrictions qui ne seraient pas justifiées par la nature de la tâche à accomplir ni proportionnées au but recherché. » ;art. 1133-1 du Code du travail « L'article L. 1132-1 ne fait pas obstacle aux différences de traitement, lorsqu'elles répondent à une exigence professionnelle essentielle et déterminante et pour autant que l'objectif soit légitime et l'exigence proportionnée. »

ce cas ni d'une atteinte à la liberté, ni d'une discrimination. Deux types de critères permettent de l'évaluer : des critères relatifs à la protection des personnes et des critères relatifs à la bonne marche de l'entreprise.

Les premiers portent sur le respect de la liberté d'autrui et la prévention du prosélytisme, la sécurité au travail et le respect des règles d'hygiène et de santé. Dès lors que le comportement ou l'expression des usagers génère un risque dans ces trois champs, la limitation s'impose.

Les seconds portent sur la compatibilité du comportement avec le bon déroulé de l'activité et de l'organisation. Une attitude religieuse ou culturelle de l'usager qui rendrait impossible le soin ou perturberait son organisation justifierait une restriction.

Ainsi les professionnels ont un cadre raisonné de pensée et d'action qui articule la liberté et sa restriction, et qui permet de justifier le possible et l'impossible face à des demandes. Ce cadre qui n'est autre que la laïcité bien comprise renvoie chacun à sa responsabilité. Il invite à la reconnaissance de la différence sans la juger mais à l'interpréter à l'horizon du bon fonctionnement des pratiques dans l'intérêt de tous. Un intérêt partagé où chacun reconnaît l'autre dans sa différence et la nécessaire régulation collective.

Le management par le dialogue

La détermination d'un cadre clair de ce qui est possible ou pas, bien que nécessaire, n'est pas suffisante. Face à une demande d'expression religieuse, qu'elle soit individuelle ou collective, le premier outil managérial est le dialogue. Dialoguer signifie entrer dans une relation respectueuse de reconnaissance réciproque. Dialoguer signifie que je reconnais l'autre dans ce qu'il est (sans le juger) et que je cherche l'équilibre respectueux avec le cadre qui impose. Le dialogue engage les hommes et les femmes dans un effort d'intercompréhension (partage et compréhension des raisons qui font que cela est possible ou non). Le dialogue (pour rappel, « dialogue » signifie « à travers » la parole) a une fonction pédagogique. Il est ce qui permet de s'ajuster réciproquement, de trouver le sens d'un accord et le sentiment de reconnaissance. Il a ainsi une fonction d'apaisement des tensions. La sécurisation des professionnels pour affronter les tensions passe par la maîtrise d'un cadre clair, mais aussi par leur aptitude relationnelle au dialogue. Nous pouvons avoir le réflexe de nous appuyer sur la force de la règle, de la loi, du cadre et d'imposer sans discussions. Or, la manière dont la demande est reçue et entendue est déterminante. Parce qu'elle touche à l'intime, et génère un investissement émotionnel fort, les soignants ont à accompagner les personnes pour que la tension entre la volonté de vivre une pratique religieuse et le cadre (que le soignant représente) soit vécue sereinement et de manière apaisée. De nombreuses situations de crispation autour de la question religieuse se dénouent par la qualité relationnelle engagée qui ouvre des espaces d'ajustement et de négociation dans une confiance réciproque. C'est aussi le sens même de la laïcité à la française, une laïcité ouverte, ce qui veut dire claire dans ses limites et respectueuse des personnes. Il est décisif que les réponses apportées ne soient pas vécues comme arbitraires et contre l'autre, mais au contraire comme des décisions qui permettent de construire un collectif, une organisation et des manières de faire qui préservent et respectent l'intime de chacun.

Conclusion

La gestion du fait religieux à l'hôpital passe par le triptyque d'un cadre clair et partagé (la laïcité, des règles, la culture et les valeurs de la structure, les exigences professionnelles et des métiers), d'un esprit d'ouverture et de dialogue qui apaise les relations humaines, du bon sens pratique qui permet de l'adaptation, de l'anticipation et de la facilitation. Chacun trouvera les outils pratiques (voir Pour en savoir plus) pour savoir ce qui est permis ou non. Mais chacun sera renvoyé à son propre rapport à l'autre, à sa tolérance et à sa capacité à accompagner sans juger. Finalement, la gestion du fait religieux à l'hôpital n'est pas différente de toutes les autres formes de diversités culturelles.

Pour en savoir plus

Rapport annuel de l'observatoire de la laïcité 2015-2016 : http://www.ladocumentationfrancaise.fr/rapports-publics/164000357/

Debray R., Leschi D. *La laïcité au quotidien. Guide pratique*. Folio, 2015.

Soins et laïcité au quotidien : http://www.ordmed31.org/actualites/article/soins-et-laicite-au-quotidien. Conseil départemental de l'Ordre des médecins. Sous la direction du Dr Jean Thévenot. Président du conseil de l'Ordre des médecins de Haute-Garonne.

Guide pratique du fait religieux dans les entreprises privées. Ministère du Travail, de l'Emploi, de la Formation professionnelle et du Dialogue social, janvier 2017.

Guide Laïcité et gestion du fait religieux dans les établissements publics de santé, 23 février 2016 : http://www.gouvernement.fr/guide-laicite-et-gestion-du-fait-religieux-dans-les-etablissements-publics-de-sante-3855

Circulaire DHOS/G n° 2005-57 du 2 février 2005 relative à la laïcité dans les établissements de santé.

7 LA PLACE DES USAGERS ET DE LEURS REPRÉSENTANTS À L'HÔPITAL

Anne-Claude Le Voyer

Introduction

Quelques définitions, enjeux sémantiques et questions à se poser

Que désigne-t-on quand on évoque les « usagers de l'hôpital » ?

Paradoxalement, quand il est question de l'univers hospitalier dans l'espace public, dans les médias, dans les discussions du quotidien, on pense avant tout aux professionnels qui y travaillent et dont le sort plus ou moins enviable est de plus en plus commenté : médecins, soignants, administratifs, mais aussi personnels socio-éducatifs, techniques, ouvriers et équipes de direction.

Pourtant, l'hôpital est par essence le lieu d'accueil des usagers qui justifient son existence même : les personnes malades, leurs proches, familles et amis, leurs aidants, leurs visiteurs. Arrêtons-nous un instant sur le choix de ce terme : les « usagers ». Il n'est pas pleinement satisfaisant car il a une indéniable connotation administrative, renvoyant aux usagers des services publics en général (mairies, organismes de Sécurité sociale, transports...) et masque la particularité de la situation de la personne accueillie à l'hôpital, sa détresse, sa vulnérabilité, sa souffrance, ses doutes et ses questionnements. Ce terme est généralement choisi parce qu'il est suffisamment générique pour désigner l'entité constituée par les patients et leur environnement (proches et représentants) au sein de l'univers professionnel qu'est celui de l'établissement de santé.

Au quotidien, à l'hôpital, on parle plus volontiers des « patients ». C'est le terme qu'on retrouve dans la plupart des documents administratifs et dans la bouche de nombreux professionnels. Les soignants, notamment certains médecins, parlent plus facilement des « malades », de « leurs malades », dans un mélange de proximité vaguement affectueuse et de survivance du traditionnel paternalisme longtemps entretenu par la communauté médicale.

Il arrive qu'on perçoive un autre registre de vocabulaire, en particulier dans les établissements privés mais parfois aussi à l'hôpital public : les usagers de l'hôpital seraient aussi des « clients » qui viennent consommer et évaluer un service, une prestation de santé, avec un niveau d'exigence croissant à l'instar de leur niveau d'information et de leur recherche de la performance et de la qualité. Certains établissements, privés et publics, ont d'ailleurs mis en place des « directions de la clientèle », soucieuses d'appuyer leur politique qualité sur une évaluation de la satisfaction, du ressenti et des attentes, comme dans de nombreux secteurs marchands.

Mais il ne faut pas oublier que l'usager de l'hôpital est avant tout un citoyen, qui dispose dans ce contexte comme ailleurs d'un arsenal de droits et devoirs inhérents à cette qualité, nonobstant la vulnérabilité particulière attachée au fait d'être malade.

Dans le langage des professionnels hospitaliers, « usagers » est aussi et de plus en plus le terme par lequel on désigne les représentants des patients, membres d'associations spécialement mandatés pour porter collectivement la voix des malades dans un certain nombre d'instances hospitalières et s'assurer du respect de leurs droits. Depuis la mise en place de la « démocratie en santé », les « représentants des usagers », selon leur identité officiellement établie par les textes [1], ont un rôle précis et essentiel, en interaction avec la communauté hospitalière. Ce sont l'émergence de ces acteurs, de leur inscription progressive dans le paysage sanitaire, de leur place actuelle et à venir qui font l'objet du présent chapitre.

Rappels historiques sur l'émergence de la démocratie en santé de 1945 à 1990

Au XIXe siècle et jusqu'au début du XXe siècle, l'hôpital recouvrait encore essentiellement une fonction dite « asilaire », accueillant les composantes les plus vulnérables de la population (pauvres, aliénés, personnes âgées isolées) sans que l'offre de soins soit vraiment élaborée. À la fin des années 1920, les lois sur les assurances sociales et le progrès médical ont provoqué une montée en compétences et un afflux de malades au sein des établissements qui augmentent leur fréquentation de 70 % en dix ans.

À partir de 1945, on passe réellement de la notion de « malade assisté », typique de l'hôpital des indigents des décennies précédentes, à celle du malade « objet de soins », sous l'impulsion de la mise en place de la Sécurité sociale, qui permet à chacun de se soigner en mutualisant les coûts, tandis que le savoir et les technologies médicales permettent de proposer à tous des soins de qualité.

Dans les années 1950, parallèlement à la création des CHU, un vaste mouvement d'humanisation des hôpitaux se met en place. Une circulaire du 10 avril 1952 indique que « la pratique de l'amabilité est des plus souhaitable ». Une circulaire datant du 5 décembre 1958 instaure le premier livret d'accueil et stipule qu'« il s'agit de donner au malade l'impression qu'il n'est pas un objet numéroté ».

L'administration hospitalière cherche par ailleurs à améliorer les conditions d'accueil : transformation des salles communes en chambres de six lits au maximum, assouplissement des horaires de visites, possibilité d'utiliser ses vêtements personnels.

À partir de 1974, on passe du malade « objet de soins » au malade « sujet de soins ».

1. Article L. 1114-1 du Code de la santé publique.

À cette date, un décret modifie les règles de fonctionnement des hôpitaux et une « Charte des malades » est diffusée non plus seulement aux hospitaliers mais aux hospitalisés, affirmant ainsi le principe d'une relation plus égalitaire.
En 1976, l'Assistance publique-hôpitaux de Paris créé un « service de l'humanisation » au sein de la Direction des affaires médicales.
Un questionnaire de sortie est proposé aux malades et l'analyse des réponses doit être présentée au conseil d'administration de l'établissement. La parole du malade est prise en compte. La Charte de 1974 affirme aussi le droit, pour le malade, au respect de sa dignité et de sa personnalité.
Tout au long des années 1980 et 1990, on assiste à une évolution progressive de la notion de droit des personnes dans la sphère de la santé, à la fois à travers une série de textes fondateurs (loi Huriet de 1988 qui pose le principe du consentement à la recherche biomédicale, ordonnance de 1996 qui crée une section « Droit des malades » dans le Code de la santé publique, ou encore convention de l'Organisation mondiale de la santé de 1994 sur les droits des patients en Europe...) mais aussi en raison d'une évolution sociétale liée à l'émergence de problématiques mobilisatrices :

- l'apparition de l'épidémie de VIH-sida qui fait de nombreuses victimes et laisse la communauté médicale désemparée ;
- divers scandales sanitaires, comme ceux du sang contaminé ou encore de la Clinique du sport, qui met en lumière la problématique des infections nosocomiales ;
- la montée en puissance concomitante du mouvement associatif qui s'organise pour interpeller l'opinion et les pouvoirs publics sur ces questions, mais aussi sur le sujet des maladies rares (premier Téléthon consacré à la lutte contre les maladies neuromusculaires en 1987).

Du fait de ces évolutions convergentes, la dissymétrie de la relation entre les usagers et les professionnels de la santé est moins justifiée : les malades osent davantage prendre la parole, aussi bien dans le colloque singulier que sur la place publique.
En 1991, la loi Évin-Durieux pose les prémices d'une représentation des usagers dans les établissements de santé : dans les établissements comportant des unités de soins de longue durée, un représentant des familles de personnes accueillies en long séjour peut assister aux réunions du conseil d'administration avec voix consultative.
Les ordonnances Juppé de 1996 prévoient que des représentants des usagers soient présents au sein du conseil d'administration de chaque établissement public de santé et créent une commission de conciliation, chargée d'assister toute personne qui s'estime victime d'un préjudice.
Sur ces bases, sont lancés en 1998 les États généraux de la santé, dont les objectifs sont de mieux connaître les attentes des usagers et de faire émerger une véritable démocratie sanitaire.
Mille manifestations se déroulent dans 180 villes avec la participation de plus de 200 000 personnes et permettent de poser les constats suivants :

- sur le plan individuel : connaissance limitée des droits par les usagers ;
- sur le plan collectif : demande d'une prise de parole par les usagers.

À l'issue des États généraux, un groupe de travail cordonné par Étienne Caniard réalise un rapport sur la place des usagers et le développement de la conciliation et la médiation dans les établissements de santé. Ce rapport est à l'origine de la loi du 4 mars 2002.

L'arsenal législatif mis en place depuis 2002 en matière de représentation des usagers

La loi du 4 mars 2002, relative aux droits des malades et à la qualité du système de santé représente un tournant décisif dans l'affirmation des droits individuels et pose les principes de la démocratie en santé, qui est « déclarative, délibérative et participative » [2], légitimant ainsi l'intervention des représentants des usagers qui portent la voix de tous les malades à l'hôpital dans un certain nombre d'instances.

Les objectifs de cette loi sont de rendre plus lisibles les textes existants, de les compléter par de nouveaux droits individuels et par la mise en place de procédures pour les rendre effectifs, de convertir en termes de droits pour les usagers le Code de déontologie médicale et d'organiser l'expression des usagers et leur participation à la vie de l'établissement. La loi définit aussi une série de mesures visant à favoriser l'amélioration de la qualité de l'accueil, des conditions de séjour et de la prise en charge au sein des établissements.

Depuis la loi du 4 mars 2002, souvent appelée « loi Kouchner » d'après le nom du ministre de la Santé de l'époque, d'autres textes ont renforcé ou précisé l'arsenal législatif et réglementaire :

- loi du 6 août 2004 sur la bioéthique ;
- loi du 9 août 2004 qui définit le rôle de la commission nationale d'agrément ;
- loi du 11 février 2005 pour l'égalité des droits et des chances, la participation et la citoyenneté des personnes handicapées ;
- lois du 22 avril 2005 et du 2 février 2016 sur la fin de vie ;
- loi du 21 juillet 2009 (hôpital, patients, santé, territoires) qui renforce notamment la démocratie en santé dans les instances des agences régionales de santé ;
- loi du 26 janvier 2016 (modernisation du système de santé) qui définit les conditions du « droit à l'oubli » pour les anciens malades de pathologies graves et ouvre la possibilité des actions de groupe en santé. Elle crée aussi l'Union nationale des associations agréées en santé, renforce la formation des représentants des usagers et leur droit à indemnité, et crée la commission des usagers dans les établissements de santé.

---

2. Brisson J.-F, Bloch L., Chambord O., *et al. La démocratie sanitaire : mythe ou réalité ?* Coll. Actes et séminaires, 2014.

Le statut de représentant des usagers

La loi du 9 août 2004 a créé un dispositif d'agrément des associations qui assurent la représentation des personnes malades et des usagers du système de santé. Cet agrément assure la légitimité des représentants bénévoles mandatés par leurs associations pour siéger dans les instances hospitalières ou de santé publique.

L'agrément est délivré par une commission nationale d'agrément (CNA) aux conditions suivantes :

- existence de l'association depuis au moins trois ans à la date de la demande d'agrément ;
- exercice d'une activité effective et publique en vue de la défense des droits des personnes malades et des usagers du système de santé appréciée au regard des actions qu'elle conduit ;
- organisation d'actions de formation et d'information ;
- transparence de sa gestion ;
- représentativité ;
- indépendance.

L'agrément est délivré au niveau national par le ministère chargé de la Santé ou au niveau régional par chaque Agence régionale de santé [3].

Le représentant des usagers agit principalement pour garantir le respect et la promotion des droits des malades et usagers et contribuer à l'amélioration de la qualité de prise en charge à l'hôpital.

Il contribue à l'amélioration de la vie quotidienne des patients et de leurs proches, relaie leurs difficultés et leurs attentes auprès des décideurs, en les conseillant sur les démarches à entreprendre et en les orientant si besoin dans le système hospitalier.

Au sein de l'association à laquelle il appartient, le représentant doit par ailleurs rendre compte de son mandat.

Il peut aussi participer à l'activité des maisons des usagers mises en place dans certains établissements.

Les représentants des usagers en établissements hospitaliers sont essentiellement issus de trois grandes catégories d'associations (toutes agréées) :

- associations de patients (spécialisées dans la défense des malades atteints par une pathologie précise ou concernés par une problématique de santé, comme l'Association française des diabétiques, Aides, France alzheimer, l'APF-France handicap...) ;
- associations familiales (essentiellement issues du réseau des associations fédérées par l'Union nationale des associations familiales, en particulier les unions départementales ou UDAF) ;
- associations de consommateurs (UFC-Que Choisir, CLCV...).

Certains représentants des usagers peuvent également appartenir à des collectifs inter-associatifs comme l'Union nationale des associations agréées d'usagers du système de

3. Pour obtenir la liste des associations agréées au niveau national et régional : http://solidarites-sante.gouv.fr/ministere/acteurs/partenaires/associations-d-usagers-du-systeme-de-sante-agreees

santé, l'Alliance nationale des associations en milieu de santé ou le Collectif inter-associatif autour de la naissance.
Les représentants des usagers ont par ailleurs des droits de nature à les aider à exercer leurs mandats.

Droit au congé de représentation [4]

L'article L. 1114-3 du Code de la santé publique permet aux salariés, membres d'une association qui siègent dans les instances hospitalières ou de santé publique, de s'absenter pour participer aux réunions, tout en percevant, en cas de diminution de leur rémunération du fait de ce mandat, une indemnité de l'État compensant totalement ou partiellement cette baisse.
L'employeur est tenu d'accorder au représentant des usagers le temps nécessaire pour participer aux réunions des instances dans lesquelles il siège, dans la limite de neuf jours ouvrables par an, temps des trajets inclus.

Droit à la formation

Pour exercer leur mandat de manière efficace au sein des instances et être des interlocuteurs écoutés des institutions, les représentants des usagers ont droit à une formation leur facilitant l'exercice de ce mandat. Le Code de la santé publique (article L. 1114-1) prévoit que les représentants des usagers dans les instances hospitalières ou de santé publique suivent une formation de base délivrée par les associations habilitées par le ministère chargé de la Santé.
Cette formation de deux jours s'adresse à tous les représentants d'usagers du système de santé ayant un mandat de représentation.
Elle est obligatoire pour les représentants des usagers nouvellement nommés depuis le 1er juillet 2016. Ceux-ci bénéficient d'une indemnité de 100 € pour la totalité de la session de formation ; elle est versée par l'association agréée délivrant cette formation [5].
La formation comporte des modules théoriques et des modules pratiques. Elle vise l'acquisition des connaissances et compétences suivantes :

- se positionner comme représentant des usagers dans une approche transversale ;
- pouvoir mobiliser les fondamentaux de la démocratie en santé (notamment les principes, les valeurs, les droits...) ;
- élaborer et défendre une position d'usagers, dans une approche transversale.

---

4. Pour en savoir plus : http://www.leciss.org/sites/default/files/27-Conge %20representation-fiche-CISS.pdf
5. Par arrêté du 7 juillet 2017, le ministère des Solidarités et de la Santé a habilité certaines associations agréées pour délivrer la formation de base : France assos santé (UNAASS), l'Association des accidentés de la vie (FNATH), Association nationale de défense des consommateurs et usagers (CLCV), l'Union nationale des associations familiales (UNAF), Actif santé et Action sida Martinique.

Droit au défraiement

Les représentants des usagers peuvent demander une prise en charge des frais de déplacement occasionnés par l'exercice de leur mandat.
Dans certains cas, les instances de santé publique et les agences sanitaires prévoient, dans les textes qui régissent leur fonctionnement, le remboursement des frais de déplacement.
Dans les autres cas, le remboursement des frais occasionnés lors d'un déplacement est assuré selon les modalités fixées par deux décrets[6].

Les lieux d'exercice de la démocratie en santé à l'hôpital

Les représentants des usagers peuvent participer à diverses instances de santé publique en dehors des établissements de santé (commission de conciliation et d'indemnisation, conférence nationale de santé, conférences régionales de la santé et de l'autonomie, santé publique France...).
En milieu hospitalier, des représentants des usagers sont présents dans la majorité des instances :

- au conseil de surveillance (deux représentants des usagers et un représentant des familles, pour les établissements qui disposent d'unités de soins de longue durée) ;
- à la commission des usagers (deux représentants des usagers titulaires et deux suppléants, et deux représentants des familles, pour les établissements qui disposent d'unités de soins de longue durée) ;
- à la commission de l'activité libérale (un représentant des usagers) ;
- au comité de lutte contre la douleur (un représentant des usagers) ;
- au comité de liaison en alimentation et nutrition (un représentant des usagers) ;
- au comité de lutte contre les infections nosocomiales (un représentant des usagers) ;
- au comité des vigilances et des risques (un représentant des usagers).

Certains établissements de santé peuvent choisir d'intégrer ou d'inviter des représentants des usagers à d'autres instances sans que les textes réglementaires le prévoient expressément (exemples : directoire, commission des soins infirmiers, de rééducation et médico-techniques, commission médicale d'établissement).
Toutes ces représentations partagent un principe commun et essentiel : les représentants des usagers représentent les usagers dans leur globalité au sein des instances hospita-

6. Décret n° 2006-781 du 3 juillet 2006 fixant les conditions et les modalités de règlement des frais occasionnés par les déplacements temporaires des personnels civils de l'État et décret n° 92-566 du 25 juin 1992 fixant les conditions et les modalités de règlement des frais occasionnés par les déplacements des fonctionnaires et agents relevant de la fonction publique hospitalière sur le territoire métropolitain de France.

lières et défendent les intérêts des usagers, patients et proches, quelle que soit leur pathologie ou leur problématique.

L'instance la plus emblématique pour les représentants des usagers reste certainement la commission des usagers[7], anciennement appelée commission des relations avec les usagers et de la qualité de la prise en charge (CRUQPC).

Ses missions principales sont :

- débattre collectivement sur les sujets relatifs aux droits individuels ;
- traiter les réclamations non indemnitaires ;
- participer à la mise en œuvre des actions correctrices et de la politique qualité et de sécurité de l'établissement en ce qui concerne l'accueil, la prise en charge, l'organisation des parcours de soins, l'information et les droits des usagers.

L'instance peut se saisir de tout sujet portant sur la politique de qualité et de sécurité, faire des propositions et être informée des suites qui leur sont données.

À ce titre, elle doit être informée des événements indésirables graves et des actions menées par l'établissement pour y remédier.

Elle a aussi la possibilité d'élaborer un projet des usagers, après consultation de l'ensemble des représentants des usagers et des bénévoles de l'établissement.

Ce projet exprime les attentes et recommandations des usagers au regard de la politique d'accueil, de la qualité et de la sécurité de la prise en charge et du respect des droits des usagers. Il est présenté devant le conseil de surveillance ou la commission de surveillance et peut être intégré au projet d'établissement.

Le président de la commission des usagers est désigné par l'ensemble des membres suite à un vote au scrutin uninominal secret et à la majorité absolue, pour une durée de trois ans renouvelable.

En tant que membres de la commission des usagers, les représentants des usagers ont aussi la possibilité d'accompagner l'auteur d'une plainte ou d'une réclamation dans le cadre d'un entretien de médiation, proposé par la direction ou demandé par le requérant, avec un des médiateurs, médical ou non médical, de l'établissement.

L'implication dans la politique d'amélioration de la qualité et de la sécurité des soins

Au-delà des instances, les représentants des usagers sont de plus en plus souvent sollicités pour participer à divers groupes de travail dans le cadre de la politique qualité de l'établissement (accueil, sécurité des soins, bientraitance, fin de vie...). Ils peuvent également être intégrés à des groupes de réflexion pluridisciplinaires (réflexion éthique, par exemple) ou à tout projet pour lequel leur regard apporte une plus-value.

7. *cf.* le décret du 3 juin 2016 relatif aux commissions des usagers.

Ils sont amenés en particulier à s'investir dans la préparation des visites de certification [8] en assurant par exemple le pilotage de thématiques comme celles des droits des patients, du management de la qualité et de la gestion des risques, ou encore du parcours des patients. Les représentants des usagers doivent être associés à la mise en place et au suivi du compte qualité et de la procédure des « patients traceurs ». Contrairement aux itérations précédentes (V2010 notamment), la certification V2014 mobilise de façon plus approfondie les représentants des usagers dans la préparation et le déroulement des visites de certification, sous l'impulsion de la Haute Autorité de santé [9].

En participant aux sous-commissions de la commission médicale d'établissement chargées de certains risques (CLIN [10] et COVIRIS [11] notamment), ils sont également étroitement associés à la politique de l'établissement en matière de gestion des risques et de promotion de la qualité des soins. Cette démarche peut aussi passer par une mobilisation particulière à l'occasion d'événements qui permettent d'accroître leur visibilité et donc leur légitimité sur ces sujets, comme la Semaine nationale pour la sécurité des patients.

Ils sont aussi généralement associés à l'élaboration et à l'exploitation des outils de recueil de la satisfaction, dont les résultats sont ensuite présentés aux instances : questionnaires de satisfaction distribués aux patients ou envoyés par courriel *a posteriori*, enquête e-Satis pilotée par la HAS, audits qualité, enquêtes ponctuelles sur un sujet donné (exemple : la signalétique de l'hôpital).

Ils doivent enfin être associés à l'élaboration des plans stratégiques ou projets d'établissement.

Depuis l'initiative du CHRU de Lille en 2003 [12], quelques établissements ont pris l'habitude de construire cette démarche avec les usagers de l'hôpital et, au-delà, avec les citoyens du territoire, *via* les « forums citoyens ».

Les difficultés rencontrées et les perspectives d'évolution

La plupart des représentants des usagers ont à cœur d'exercer leur mandat dans les meilleures conditions et l'abordent dans un esprit constructif tout en restant attentifs au respect des droits et à la qualité de prise en charge des usagers.

---

8. « Implication des représentants d'usagers dans la certification », Véronique Ghadi in Risques et qualité en milieu de soins, guide HAS, mars 2016.
9. https://www.has-sante.fr/portail/upload/docs/application/pdf/2015-09/guide_representantsusagers_certification.pdf
10. Comité de lutte contre les infections nosocomiales.
11. Comité des vigilances et des risques.
12. Delaby S., Picault D. « Histoire d'un hôpital et de ses usagers : une histoire coécrite ». *Revue hospitalière de France*, n° 545, mars/avril 2012.

Néanmoins, certains freins ont pu être identifiés pour un exercice serein et efficace.

- Les représentants des usagers sont parfois insuffisamment préparés par leurs associations d'origine aux difficultés et à l'exigence de ce mandat. Ils sont de plus en plus sollicités, au-delà des réunions trimestrielles de la commission des usagers, ce qui indique une inscription de plus en plus solide dans le paysage de l'établissement, mais suppose une disponibilité importante. Or, même si les représentants des usagers sont majoritairement retraités, ce niveau d'exigence est difficile à concilier avec la vie active (difficultés à exercer le droit au congé de représentation de neuf jours par an) et rend difficile l'implication de représentants plus jeunes.

Rappelons que les divers mandats à pourvoir requièrent plus de 16 000 représentants des usagers !

- Ils rencontrent encore trop souvent des difficultés d'intégration au sein des établissements car ils sont encore mal connus et mal identifiés des usagers, mais aussi des professionnels hospitaliers, même si les droits des malades sont de mieux en mieux reconnus [13]. Certains ignorent par exemple que leur mandat les soumet au secret professionnel et qu'ils peuvent à ce titre accéder à des informations nominatives liées, par exemple, à une réclamation. Beaucoup ont par ailleurs un accès limité aux indemnisations réglementaires prévues, mais aussi des difficultés logistiques pour exercer leur mandat : accès limité au restaurant du personnel, difficultés de stationnement, manque de lieux de réunion et de matériel (téléphone, ordinateur, imprimante).

Comment faciliter l'exercice de la démocratie sanitaire à l'hôpital ?

Le rapport rédigé en 2014 par Claire Compagnon et Véronique Ghadi [14] pour tirer le bilan de la première décennie de fonctionnement de la démocratie en établissement de santé donnait des pistes intéressantes, dont certaines ont été concrétisées depuis : améliorer le niveau de concertation entre les acteurs de l'hôpital, mettre en place une commission des usagers aux pouvoirs renforcés par rapport à la CRUQPC [15], créer un statut des représentants des usagers et un Mouvement des usagers et associations en santé [16], développer la collaboration entre les usagers, que ce soient les patients, leurs proches ou les bénévoles associatifs.

Sur ce dernier point, on constate l'émergence d'une dynamique interassociative au sein de certains établissements de santé, ce qui représente un levier important vers un meilleur déploiement de la démocratie en santé. La mise en réseau des représentants

13. Lefeuvre K., Ollivier R. Participation des personnes hospitalisées ou accueillies en établissement. *Techniques hospitalière*, n° 755, janvier-février 2016.

14. Compagnon C., Ghadi V. Rapport : « Pour l'an II de la démocratie sanitaire ». *La Documentation française*, 2014.

15. Commission des relations avec les usagers et de la qualité de la prise en charge.

16. L'Union nationale des associations agréées d'usagers du système de santé, créée en 2017.

associatifs, qu'ils soient représentants des usagers membres d'associations agréées, ou bénévoles associatifs membres d'associations non agréées, œuvrant au chevet des malades, ce sont autant de voix complémentaires et souvent convergentes qui permettent de porter la parole, les besoins et de s'assurer du respect des droits des usagers de l'hôpital.
La loi de modernisation du système de santé du 26 janvier 2016 prévoit justement que la commission des usagers recueille une fois par an les observations des associations de bénévoles dans l'établissement ayant signé une convention avec l'établissement afin notamment de proposer un projet des usagers (élaboré en commun entre représentants des usagers et associations de bénévoles).
Cette dynamique peut aussi se déployer au sein des Maisons des usagers [17] mises en place dans certains établissements et qui permettent de donner de la visibilité aux acteurs associatifs de l'hôpital et d'organiser leur rencontre avec les usagers, mais aussi avec les professionnels.
Le levier de la formation est également essentiel, à la fois pour mieux appréhender le monde hospitalier et ses changements (gouvernance, certification, mode de financement, enjeux de systèmes d'information, sécurité et qualité des soins...) et pour acquérir le positionnement adapté. À cet égard, la mise en place d'une formation obligatoire pour tout nouveau représentant des usagers par la loi de modernisation du système de santé est une avancée certaine.
La formation initiale et continue des professionnels hospitaliers est également à revoir pour passer d'une attitude encore trop souvent défensive ou paternaliste à des décisions pleinement partagées. Cet enjeu est d'autant plus crucial que les professionnels se retrouvent aujourd'hui face à des usagers de plus en plus informés, parfois de véritables « patients experts » de leur pathologie.
La mobilisation doit donc se poursuivre pour diffuser l'information sur les droits [18], envisager les réclamations des patients comme des leviers d'amélioration de la qualité (et non comme une dérive vers la judiciarisation) et faire de l'usager un partenaire des soins et un vecteur de l'évolution des postures professionnelles.

---

17. Pellassy-Tarbouriech D., Brun N., Caria A., Charbonnel A., *et al. cf.* quatrième partie *de La démocratie sanitaire à l'hôpital : entre utopie et réalité ? Points de vue et rôles des acteurs du système de santé*. Lamarre, 2013.
18. http://www.france-assos-sante.org/sites/default/files/Guide-Droits-des-Usagers-2018-web.pdf

8 LE RÔLE DU REPRÉSENTANT DES USAGERS AU QUOTIDIEN À L'HÔPITAL

Marie Citrini

> « Enseigner la compréhension entre les humains est la condition et le garant de la solidarité intellectuelle et morale de l'humanité. » Edgar Morin

Dans la continuité de nos rôles associatifs, un certain nombre de bénévoles et de salariés associatifs ont accepté de poser leur candidature pour être représentants des usagers (RU) dans les établissements de santé. La plupart du temps, ils choisissent des établissements qui correspondent à leur activité associative, afin d'apporter une expertise plus pertinente dans leurs propositions d'amélioration.

Bénévole, associatif, représentant des usagers : comment concilier ces trois casquettes ?

- L'engagement en tant que bénévole fait partie intégrante de la vie, par ce qui motive et donne tous les jours la force de s'extasier ou de s'indigner. Ce bénévolat impacte la famille qui se plie de bonne grâce (enfin, le plus souvent) à un agenda souvent contraint. « Maman, tu n'es pas payée pour ce que tu fais. Ce n'est pas grave si tu n'y vas pas ! » C'est justement parce qu'on est bénévole qu'on se doit d'avoir une éthique « presque » irréprochable. Si on s'engage, on doit aller jusqu'au bout des attentes qu'on met en nous.
- L'engagement associatif nécessite une énergie constante. Il faut assurer avec les autres membres de l'association la gestion quotidienne, accompagner les adhérents, promouvoir le travail de l'association vers les professionnels de santé ou d'insertion et assurer le respect de nos valeurs définies collectivement.
- L'engagement en tant que RU est un acte volontaire d'un(e) citoyen(ne) engagé(e) dans un domaine spécifique. il nécessite une montée en compétences sur la loi du 4 mars 2002, mais également, une formation sur ce qu'est le rôle d'un RU dans un établissement de santé, formation qui associe tous les partenaires : associatifs, pairs et professionnels de santé. Un établissement ne peut en toute équité être le seul à former les RU sans prendre le risque de les formater à une institution à laquelle ils n'appartiennent pas.

Ces trois casquettes vissées sur la tête, il nous faut toutes les concilier et ce n'est pas toujours facile.

Prenons un exemple que je connais bien : la prise en charge d'une personne souffrant d'obésité dans le but qu'elle puisse bénéficier d'une chirurgie bariatrique.

- **En tant que bénévole**, j'accompagne des personnes dans leur parcours de santé en pré et en postopératoire. Je les aide à trouver les bons interlocuteurs, non pas en partant de ce que je suis, mais en tenant compte des attentes de la personne.
- **En tant qu'associative**, mon rôle, auprès des équipes prenant en charge les personnes vivant avec une obésité, est de les aider à construire des parcours généraux qui collent au mieux à la vie des personnes, en les aidant également à construire des parcours plus personnalisés pour les personnes qui ont des contraintes professionnelles, économiques ou psychologiques nécessitant des ajustements.
- **En tant que RU**, je ne peux que constater que, pour certains, l'engouement de cette chirurgie et la proportion de plus en plus grande de personnes voulant en bénéficier peuvent faire tourner la tête à quelques chirurgiens et quelques directeurs d'établissements qui voient là une manne économique intéressante. Mais aussi, en tant que RU, je dois m'assurer que tout est mis en place afin que le suivi de ces personnes soit assuré avec la plus grande qualité et sécurité des soins possibles. Ainsi, le non-engagement des institutions nationales (CNAMTS, DGS), concernant la prise en charge par la Solidarité nationale des consultations de diététiques et de psychologie, sans parler de l'activité physique, est un champ d'amélioration qui permet au RU de travailler auprès des professionnels pour permettre une non-rupture du parcours de santé en raison de causes économiques pour les usagers.

Parce que ma compétence porte sur ces trois domaines, ma parole peut être plus experte mais également plus militante, et être parfois aussi un écueil à la discussion. C'est un équilibre difficile à trouver : il faut beaucoup de contrôle de soi pour faire redescendre les pressions intérieures quand on entend des propos qui peuvent heurter nos sensibilités. J'avoue ne pas toujours réussir à maîtriser mes « colères ».

Posture : élément clé de la représentation des RU

Nous ne sommes pas des salariés de l'établissement de santé, ni des procureurs présents pour juger à charge.

Notre force vient de nos différences, souvent appelée hétérogénéité. Mais cela peut aussi être une faiblesse.

Notre posture se doit d'être la plus impartiale possible. Notre collaboration au sein des établissements de santé se construit dans une confiance mutuelle, mais également dans l'acceptation des différences qui nous composent. L'établissement de santé ne peut attendre de nous que nous pensions comme ses membres. Nous ne sommes pas des professionnels de santé ! Nous sommes des citoyens qui avons décidé de nous engager dans une démarche participative et constructive. Et, en cela, nous ne sommes pas des procureurs ou les avocats des usagers qui réclament le plus souvent des explications sur les dysfonctionnements qu'ils ont subis. Nous devons être des facilitateurs pour les usagers, afin qu'ils obtiennent des réponses à leurs questions auprès des professionnels. Inversement, nous sommes force de réflexion et de propositions quand les équipes, à la suite d'une réclamation d'usager, se questionnent et souhaitent améliorer l'accueil et la prise en charge de leurs patients.

L'hétérogénéité est aussi une faiblesse. Bien que nous soyons tous formés au rôle de RU, il est parfois difficile pour certains d'entre nous de prendre cette posture bienveillante mais exigeante. À cela deux raisons :

- nous voyons, entendons un certain nombre de témoignages critiques dans nos associations et nous commettons souvent l'erreur de ne pas analyser ces expériences en prenant en compte le prisme douloureux par lequel les patients témoignent. Or, nous nous devons, dans une démarche bienveillante, de garder l'esprit neutre pour mieux répondre à leur demande et mieux les accompagner ;
- nous sommes vite identifiés par les établissements de santé : « Ce RU est un empêcheur de tourner en rond ! Évitons-le ! » « Prenons Mme X, elle est géniale, elle est toujours d'accord avec nous. » « De toute façon, avec celui-là, on a toujours tort ! » « Représentant des usagers ? ! C'est quoi leur légitimité ? ! Parce que si on va par-là, moi aussi, je suis un usager du système de santé ! » [1].

Ces propos sont suffisamment fréquents pour qu'ils questionnent sur la représentation que les professionnels ont des RU, mais aussi sur l'image que les RU renvoient aux professionnels.

La seule valeur qui doit guider toutes les démarches des RU est que nous sommes les « porte-parole » des usagers et qu'il nous faut utiliser nos connaissances du système de santé pour répondre au mieux aux besoins du plus grand nombre. C'est la clé de voûte du débat citoyen.

Être RU n'est pas une fin en soi : c'est un engagement qui n'est pas définitif et qui sert à construire la relation entre le monde hospitalier et la société civile. Ce n'est pas une ligne de plus sur une carte de visite, ce n'est pas une promotion, ce n'est pas un métier. C'est une approche citoyenne qui doit « se réfléchir » dans le temps, qui doit permettre à tous ceux qui viendront après nous de continuer un chemin collectif pour un meilleur accueil, pour une meilleure compréhension, pour une meilleure prise en charge.

Être RU dans un établissement de santé

L'Agence régionale de santé organise la démocratie en santé en donnant des agréments à certaines associations qui peuvent ainsi avoir des RU au sein des établissements de santé. Elle a également la liste des postes à pourvoir en accès libre. Le RU envoie sa candidature

1. Propos de soignants, toutes professions confondues, entendus au cours de ces dernières années au sein des établissements de santé et relayés par les RU.

à l'établissement qu'il a choisi. Quand il reçoit une acceptation de cet établissement, son nom apparaît à l'ARS comme étant RU de l'établissement. Alors, l'aventure peut commencer.

Pour un grand nombre d'entre nous, c'est un monde souvent mal connu, soit parce que nous ne sommes pas des personnes vivant avec une maladie, soit parce que notre connaissance individuelle du système n'est pas la photographie exacte du système dans son ensemble. La loi du 4 mars 2002 a permis d'entrer dans des instances hospitalières. À chaque instance, son rôle et ses attendus et, parfois, le RU peut avoir quelques difficultés à y trouver sa place. Je ne reviendrai pas sur la présentation qui a été faite des instances dans lesquelles les RU ont une place. Il convient plutôt de passer de la théorie à la pratique en vous donnant une idée de ce qui se vit, du point de vue des RU, dans ces différentes instances. La plupart des RU baseront leur réflexion, quelle que soit l'instance dans laquelle ils siègent, sur les témoignages des usagers qui arrivent à la direction et qu'on classe sous le nom de « Plaintes et réclamations ». Il est à noter qu'il est très difficile de recenser les éloges car, souvent, ils arrivent dans les services directement et ne sont que très rarement communiqués à la direction de l'établissement.

Les RU sont les garants du respect et de la promotion des droits des usagers et contribuent à l'amélioration qualitative du système de santé.

Pour améliorer la vie quotidienne des patients et de leurs proches, ils font connaître les besoins et les problèmes des usagers auprès des décideurs de l'établissement de santé. Pour cela, ils ont des instances dans lesquelles ils exercent leurs mandats. Parallèlement, les RU conseillent les usagers sur leurs droits et les démarches qu'ils peuvent entreprendre afin de porter à la connaissance d'un établissement, les dysfonctionnements qu'ils ont vécus.

Dans les instances

Les instances vous ont été décrites dans le chapitre précédent, mais au-delà du cadre réglementaire, il y a la pratique.

Commission de surveillance ou conseil de surveillance (CS)

Cette instance réunit souvent la ville et l'hôpital. Elle permet d'avoir une vision stratégique de l'établissement et donne lieu à des débats qui peuvent parfois paraître « hors-sol » pour les RU qui y siègent. En effet, il y est souvent question de bilans financiers, de déficits, de lits qu'on ferme, de services qu'on veut valoriser... Et le RU, qui siège, doit faire valoir la voix des usagers en défendant au mieux les intérêts du plus grand nombre qui sont par exemple :

- avoir le bon soin au bon moment ;
- avoir les informations nécessaires pour une bonne prise en charge hors des murs de l'hôpital ;
- être entendu comme un partenaire dans la connaissance de sa maladie.

Souvent, les RU qui siègent dans les CS sont déçus de ne pas réussir à se faire entendre. Mais les missions du CS sont consultatives et ne donnent pas lieu à une réflexion qui pourrait modifier les attendus que la direction de l'établissement a pour son plan stratégique.

CLIN [2], CLAN [3], CLUD [4]: la force des acronymes !

Pouvoir de certaines professions : utiliser un langage uniquement compréhensible par les initiés !
S'il a été assez simple pour les usagers de participer au CLUD et au CLAN, il en a été différemment pour le CLIN.

CLAN

Quand on parle d'alimentation et de nutrition, tout lecteur professionnel que vous êtes, vous savez que les repas à l'hôpital sont trop souvent insipides, monocolores et lassants. Et pourtant, tous les professionnels de santé défendent l'idée que le repas est un soin ! L'insatisfaction des usagers concernant les repas est d'ailleurs démontrée au travers de l'enquête e-Satis [5] mise en place par la Haute Autorité de santé. Cette insatisfaction concernant les repas apparaît rarement dans les courriers de réclamation des usagers, mais cela ne doit pas empêcher le RU de défendre au mieux le besoin d'avoir un bon repas à l'hôpital. L'outil que le RU peut utiliser est le nombre de personnes dénutries hospitalisées. En 2015, l'académie de pharmacie [6] réitère ses inquiétudes en constatant que 30 à 60 % des patients hospitalisés sont dénutris.

CLUD

La douleur est souvent estimée comme un ressenti qui change d'une personne à l'autre. C'est une réalité et, pourtant, le rôle premier d'un soignant est de soulager la douleur. Il est révolu le temps où les sages-femmes disaient aux parturientes : « Toutes les femmes enfantent dans la douleur. Cela fait partie de la naissance ! »
Le RU est souvent intéressé par ce sujet, d'une part, parce que les usagers témoignent dans leurs courriers qu'ils n'ont pas été entendus quand ils disaient qu'ils avaient mal et, d'autre part, parce que cette prise en charge est souvent sujette à l'acceptation des services. En effet, la prise en charge de la douleur par les unités mobiles de lutte contre la douleur ne peut se faire que par l'appel des services. La parole de l'usager et de ses proches est souvent difficilement prise en compte par les équipes. Le RU peut alors devenir une source de réflexion pour ce comité afin qu'il réfléchisse à comment donner la meilleure information aux usagers.

---

2. Comité de lutte contre les infections nosocomiales.
3. Comité de liaison en alimentation et nutrition.
4. Comité de lutte contre la douleur
5. https://www.has-sante.fr/portail/upload/docs/application/pdf/2017-12/synthese_essatis_2017.pdf
6. http://www.acadpharm.org/dos_public/Observatoire33_juin2015.pdf

Enfin, il a aussi le rôle important de rappeler que le soin palliatif,qui est souvent associé aux CLUD, ne doit pas être uniquement vu par le prisme de la personne en fin de vie. Or, la SFAP [7] rappelle que les soins palliatifs sont des soins actifs et continus qui visent à soulager la douleur, à apaiser la souffrance psychique et à sauvegarder la dignité de la personne malade.

CLIN

C'est une instance particulière. Elle demande une connaissance experte de la biologie et n'est pas si facile à investir par le RU. Toutefois, le RU peut être un facilitateur, pour l'information aux usagers, en participant à des actions grand public, comme, par exemple, pour l'hygiène des mains. Le RU, s'il souhaite faire partie de ce comité, doit pouvoir bénéficier d'une formation dispensée par l'établissement ou le CLIN régional. À ce jour, c'est le comité dans lequel il est le plus difficile de retrouver des RU.

Commission des usagers (CDU)

C'est la commission par excellence, dans laquelle le RU peut donner la pleine puissance à son action. Réunissant les acteurs importants de l'hôpital, depuis le 1er décembre 2016, les CDU ont comme président(e) ou vice-président(e), un RU.

Plaintes et réclamations

Au cours de ces rencontres, une fois par trimestre, il est fait un bilan de toutes les plaintes et réclamations reçues par l'établissement. La CDU analyse, au regard de ces lettres, les dysfonctionnements et propose des points d'amélioration ou des rencontres avec les équipes afin de définir ensemble les possibilités d'avancements pour améliorer le service rendu aux usagers.
Souvent, le travail est facilité par des revues de réclamation qui ont lieu tous les mois et qui permettent de suivre, avec plus de précision, l'évolution des réponses apportées à l'usager mais aussi des améliorations apportées par le service.
Cette commission permet, au moins une fois par an, d'avoir un bilan des EIG. Ces événements qui impactent fortement les usagers, mais également les professionnels, donnent lieu à des communications vers les usagers et leurs proches, mais aussi à des réunions d'analyse de la part des équipes afin de mieux comprendre ce qui a pu se passer et corriger les dysfonctionnements afin que cela ne se reproduise plus.
C'est également dans cette instance que sont analysées les médiations médicales et paramédicales.

Médiation

Aujourd'hui, on constate de plus en plus l'accompagnement des RU lors des médiations proposées. En effet, le/la chargé(e) des relations avec les usagers propose la présence d'un

---

7. Société française d'accompagnement et de soins palliatifs: http://www.sfap.org/rubrique/les-soins-palliatifs.

RU à l'usager sollicitant. Participer à la médiation est une nouvelle partie de nos missions qui se prépare.
Si l'usager accepte cet accompagnement, il convient de le préparer avant la rencontre. Notre rôle est de faciliter la communication entre l'usager et le médiateur. C'est une rencontre qui permet d'aider à la formulation des questions de l'usager.
Lors de la rencontre, le RU sera en appui pour parfois reformuler les explications du médiateur mais aussi pour permettre à l'usager de n'oublier aucune question.
Après la rencontre, il y a un temps de « débriefing » qui permet au RU de s'assurer que tout a été dit et que l'usager a reçu toutes les réponses dont il avait besoin.
Le RU peut être associé à la relecture du rapport de médiation qui sera ensuite envoyé à l'usager. Il utilise par ailleurs ces médiations pour pointer, avec plus de précision, les améliorations que l'hôpital peut envisager, et en faire état lors de la CDU.

CDU intersites

Aujourd'hui, la constitution de nos hôpitaux en groupements, soit en GH [8] comme pour l'APHP ou en GHT [9], oblige les directions à réfléchir collégialement, alors que les prises en charge sont assez différentes.
Ces temps de réflexion collective, au moins une fois par an, permettent de construire une analyse collégiale et un projet des usagers transversal au projet médical et au projet de soins.

Projet des usagers [10]

C'est un projet qui doit construire, dans la transversalité, des recommandations qui vont obligatoirement impacter les projets médicaux et de soins du GH ou du GHT. Il doit également recueillir les contributions de toutes les associations qui se déploient au sein des établissements et qui souhaitent contribuer à l'amélioration du système de santé. Ce projet, réfléchi, doit se construire au sein des CDU, mais également lors de rencontres avec les associations. Pour cela, le RU doit avoir connaissance du projet médical et du projet de soins de l'établissement.
C'est un élément important de la nouvelle structuration et des missions de la CDU. Il ne doit pas être écrit sur un coin de table et doit donner lieu à des échanges répétés et collectifs pour le rendre incontournable et effectif.

Et les professionnels de santé ?

Deux instances réunissent les professionnels de santé, deux instances dans lesquelles les RU commencent tout juste à pénétrer... sur la pointe des pieds !

8. Groupe hospitalier.
9. Groupement hospitalier de territoire.
10. http://france-assos-sante-idf.fr/guide-methodologique-france-assos-sante-construire-faire-vivre-projet-usagers-etablissements-de-sante/

Commission médicale d'établissement (CME)

Une fois par an, la commission des usagers est invitée à venir exposer le rapport annuel des plaintes et réclamations. Dix minutes de diapositives, souvent à la fin de la réunion, quand un grand nombre de médecins sont retournés à leurs activités professionnelles. Or, une grande partie des réclamations reçues par les établissements font état de problème de communications entre les médecins, les soignants plus généralement, et les usagers. On peut trouver toutes les excuses possibles (contraintes de temps, lieux inadaptés à la confidentialité, difficulté de compréhension des usagers), il n'en reste pas moins que la prise en compte de la parole des usagers, et de leurs questionnements, construit la relation entre l'usager et le soignant.
Au-delà de cette instance, les RU rencontrent souvent les médecins lors de visites dans les services ou lors de la CDU. Certains médecins, par méconnaissance du rôle des RU mais aussi, parfois, parce qu'un jour ils ont eu une mauvaise expérience, sont très réticents à la présence d'une personne non qualifiée à leurs yeux pour exprimer une opinion.
Et puis, et ils sont nombreux, il y a les médecins qui aujourd'hui envisagent la présence des RU comme une plus-value intéressante pour mieux communiquer avec les usagers et pour les aider à mieux construire leur communication.

Commission des soins infirmiers, de rééducation et médico-technique (CSIRMT)

Cette commission réunit les soignants, élus par leurs catégories professionnelles, non médicaux. Tout comme pour les médecins, un bilan de la CDU y est fait une fois par an. Et tout comme pour les médecins, un certain nombre de réclamations fait état de difficultés relationnelles entre les soignants et les usagers. Le RU qui est invité à siéger dans cette commission (chose encore trop rare) doit fournir de vraies compétences de pédagogie pour permettre le dialogue entre les soignants et lui. Les mêmes contraintes que les médecins sont avancées pour expliquer les difficultés de communication mais le RU doit passer outre et les aider à construire une réflexion de bienveillance envers l'usager malade et fragilisé.

L'atout des RU : qualité et gestion des risques (QGDR)

Aujourd'hui, presque tous les établissements de santé ont associé le département usagers à la direction QGDR. Les liens qui s'établissent entre les RU et la direction sont facilitateurs pour le déploiement des RU au sein de l'hôpital. De fait, les RU sont sollicités de plus en plus pour participer à des réunions qui vont de l'institutionnel au plus près des services.

Cette implication de plus en plus grande et effective est une avancée considérable dans les relations entre les usagers et les soignants.
Institutionnellement, les RU sont associés à des CoPil [11] stratégiques avec le/la directeur(trice) d'établissement, le/la président(e) de la CME, le/la coordonnateur(trice) des soins, le/la gestionnaire des risques et le/la directeur(trice) qualité. C'est une transparence que l'établissement a vis-à-vis des RU et qui nous permet de mieux construire notre réflexion.
Dans les services, cette relation entre la direction QGDR et les RU se fait sentir grâce à la volonté de nous associer aux réflexions de services : soit en participant à la réalisation de plaquettes d'informations, soit en collaborant à la réflexion du service pour la mise en place de nouvelles procédures d'accueil et de prise en charge des patients.
Au vu de mon expérience personnelle, deux groupes hospitaliers de l'APHP ont eu cette démarche institutionnelle envers les RU de leur groupement. Si on avait pu croire que cela était « personne dépendante », pour l'un de ces GH, ce ne fut pas le cas puisque lorsque le RU a démissionné de son mandat, la direction a sollicité immédiatement un autre RU. C'est une victoire : la présence d'un RU dans le CoPil stratégique du GH est acquise !
Cela doit se faire aussi dans bien d'autres établissements.

Direction QGDR, éthique professionnelle et RU

C'est un champ que l'hôpital réinvestit avec incertitude et questionnement. Le partage des valeurs qui forment une société s'impose aux hôpitaux. De grandes réflexions doivent se partager comme nous le démontrent les débats citoyens qui se sont tenus lors de la révision des lois de bioéthique.
La page qui est à construire ensemble, professionnels et RU, concerne l'accompagnement de fin de vie. Si la loi du 2 février 2016, dite Loi Léonetti-Clayes, donne le cadre législatif aux directives anticipées et à la sédation profonde et continue, son application dans la vie professionnelle des équipes et dans la vie meurtrie des familles nécessite une réflexion commune qui permettra d'aplanir les écueils pour un meilleur accompagnement.

Direction QGDR, certification HAS et implication des RU

Ce fut un grand moment de notre vie de RU. La HAS, tous les quatre ans, investit les établissements de santé et analyse les procédures et pratiques professionnelles afin de « noter » les établissements et de leur donner des obligations d'améliorations (certifiés C ou D) ou des pistes de réflexion pour améliorer davantage la prise en charge des usagers (certifiés A ou B). C'est un moment stressant pour les établissements. Les professionnels, toutes catégories confondues, vivent cette rencontre comme un passage obligé, contraignant, mangeur de temps et souvent très loin des réalités du terrain.

11. Comités de pilotage local.

Pour la V2014, la HAS a réfléchi au moyen de mieux promouvoir la place des RU au sein des établissements. Elle a, *via* le manuel référentiel de la V2014, produit en collaboration avec des RU et des membres d'associations un manuel sur l'implication des RU dans la certification [12].

En s'appuyant sur le manuel de certification et sur le document déjà cité, la direction QGDR a associé les RU à différentes étapes :

- stratégie du management et de la qualité, droits des patients, parcours des patients, souvent en pilotage avec un professionnel ;
- blocs opératoires, prise en charge médicamenteuse, comme membre du groupe de travail ;
- relecteurs du CQ [13] Sara® avec une demande auprès de la HAS de codes d'accès pour les RU.

Enfin, pour une plus grande efficacité, les RU sont associés à un outil mis en place par la HAS et que les établissements ont gardé au-delà de la certification : le patient traceur. C'est un moment privilégié où le RU accompagne un professionnel auditeur pour rencontrer une équipe et un usager à quelques jours de la sortie et partager avec eux le parcours de ce dernier dans sa prise en charge. Une place est donnée, par ce temps de rencontre et de questionnements, à l'usager.

L'avenir de la représentation des usagers

Aujourd'hui, aucun établissement ne peut envisager de construire sa politique de prise en charge sans y associer des RU.

Notre légitimité nous vient de notre engagement associatif et de notre engagement citoyen. Il ne faut jamais perdre de vue que nous sommes là pour accompagner la parole du plus grand nombre, même si parfois cela ne nous correspond pas.

Notre savoir expérientiel, parce que certains d'entre nous sont des personnes vivant avec une maladie chronique, nous donne une connaissance du système de santé que nous valorisons en la mettant au service du plus grand nombre.

La bienveillance avec laquelle nous arrivons dans les établissements de santé ne doit pas nous faire oublier que nous sommes là pour aider à l'amélioration du système, mais aussi pour s'assurer que les garde-fous restent en place pour un meilleur accueil et un meilleur service rendu.

Notre collectif de RU, au sein d'un même GH ou d'un même GHT est une force de partages, de réflexions et de propositions. Il doit se construire dans le respect de chacun pour que lorsqu'un RU s'exprime dans un lieu de décisions, les professionnels sachent qu'il parle au nom de tous.

---

12. www.has-sante.fr/portail/upload/docs/application/pdf/2015-09/guide_representantsusagers_certification.pdf

13. Compte qualité à remplir et à envoyer 6 mois avant la visite des experts visiteurs avec les niveaux de risques par catégories.

Pourtant...
La méconnaissance encore importante des usagers, qui franchissent les portes de l'hôpital, de la présence et du rôle des RU, questionne sur la communication des établissements de santé vers l'extérieur.
Le vieillissement des RU (moyenne d'âge + de 60 ans) doit interroger ces derniers sur la promotion qu'ils font de leurs rôles dans leurs associations respectives.
Les horaires hospitaliers des réunions ne correspondent pas aux horaires de la ville, ne facilitent pas la possibilité pour des citoyens intéressés, mais non disponibles à ces heures, de s'investir dans la représentation des usagers.

Les prémices de la nouvelle démocratie en santé

Au-delà de notre rôle dans les établissements de santé et dans les institutions comme les ministères, Haute Autorité de santé et agences régionales de santé, nous avons un rôle qui commence à prendre sa place dans la formation initiale et continue des professionnels de santé. La HAS a ainsi décidé d'impliquer encore plus les RU dans des commissions miroirs, pour la prochaine certification, mais également dans toutes les réflexions portant sur la qualité de la prise en charge, ouvrant ainsi la réflexion sur des indicateurs non plus exclusivement quantitatifs mais également qualitatifs.
Des instituts de formation, comme celui des masseurs-kinésithérapeutes, ouvrent leurs portes pour des ED [14] sur l'importance de l'avis et de la parole de l'usager au cours de sa prise en charge.
Des universités proposent pour les externes de 4e année [15] comme pour les médecins en spécialisation de médecine générale au LEPS [16] de Bobigny, un duo médecin/enseignant et patient/enseignant, permettant d'éclairer les points de vue des futurs professionnels à l'aulne de l'expérience des usagers.
La place des usagers, et plus particulièrement des patients/ressources ou patients/experts, dans les programmes d'éducation thérapeutique au patient (ETP), qui jusque-là se sont construits par des professionnels pour des usagers et qui de plus en plus doivent se construire avec l'usager et pour l'usager en prenant le temps de concevoir l'usager vivant avec une maladie, non plus comme une personne ne vivant que pour sa maladie, mais comme un être doué de raison et ayant une vie sociale et professionnelle.
Enfin, laissez-moi remercier tous les professionnels qui évoluent dans un hôpital, de l'agent de sécurité en passant par l'hôtesse d'accueil, les directions, les médecins, les internes, les infirmier(ère)s, les aide-soignant(e)s, les assistant(e)s sociaux(ales), les

14. Études dirigées.
15. Université Pierre et Marie Curie.
16. Paris XIII – Laboratoire éducation & pratiques de santé.

personnels de nettoyage, les laborantins, les radiologues et manipulateurs et tous ceux que j'oublie, pour l'extraordinaire travail qu'ils font au quotidien auprès des usagers souffrants, vulnérables, fragiles.
Un grand merci aussi aux RU et à toutes les associations qui aident les usagers à mieux percevoir l'hôpital, qui accompagnent ceux qui en ont besoin. Notre engagement est total et sans autre récompense que le sourire sur un visage, une main qui se tend pour dire merci.
Nous avons encore de superbes pages à écrire tous ensemble.

> « La connaissance progresse en intégrant en elle l'incertitude, non en l'exorcisant. »
> Edgar Morin

9 ACCIDENT, MÉCONTENTEMENT : QUELLES VOIES DE RECOURS POUR LE PATIENT ?

Juliette Chaillet

Depuis la loi du 4 mars 2002[1], « Toute personne victime ou s'estimant victime d'un dommage imputable à une activité de prévention, de diagnostic ou de soins ou ses ayants droit, si la personne est décédée, ou, le cas échéant, son représentant légal, doit être informée par le professionnel, l'établissement de santé, les services de santé ou l'organisme concerné sur les circonstances et les causes de ce dommage[2]. »
Il s'agit, pour le professionnel responsable de la prise en charge du patient, de procéder à ce que la HAS désigne comme « l'annonce du dommage associé aux soins »[3].
Mais au-delà de cette annonce, quelles sont les options pour un patient désireux d'obtenir des explications, voire une réparation, ou même une sanction pour le dommage subi ?
Dans le contexte que nous connaissons d'accroissement du contentieux de la responsabilité médicale, la menace de l'exercice d'un recours par le patient peut être une source d'inquiétude pour le professionnel de santé.
Connaître les différents types de responsabilités, apprendre les principales règles d'engagement de ces dernières, et être capable d'identifier les procédures susceptibles d'être mises en œuvre par le patient, peut permettre d'atténuer cette appréhension.
Il est donc proposé d'en faire ici une présentation.

À différents besoins ou manquements, différents types de procédures

Face à la survenue d'un événement imprévu, le patient, ses ayants droit s'il est décédé, ou encore son ou ses représentants légaux, s'il est mineur ou majeur sous tutelle[4], peuvent réagir de différentes façons.

1. Loi n° 2002-303 du 4 mars 2002 relative aux droits des malades et à la qualité du système de santé, dite loi Kouchner.
2. Art. L. 1142-4 du Code de la santé publique.
3. Annonce d'un dommage associé aux soins, guide destiné aux professionnels de santé exerçant en établissement de santé ou en ville. HAS, mars 2011.
4. Pour alléger la lecture, on se réfèrera dans la suite du texte au seul patient, étant entendu que tant le patient que ses ayants droit, s'il est décédé, ou son/ses représentants légaux, s'il est mineur ou majeur bénéficiant d'une mesure de tutelle à la personne, disposent des droits de recours ici exposés.

Ils peuvent d'abord éprouver le besoin d'être écoutés et de recevoir des explications, sans forcément avoir l'intention de rechercher la responsabilité des professionnels ou de l'établissement qui l'ont pris en charge.
Plusieurs solutions s'offriront alors à eux, ainsi qu'aux professionnels impliqués, pour échanger sur la difficulté rencontrée et désamorcer les éventuelles incompréhensions nées de celle-ci.
Le patient, ses ayants droit ou ses représentants légaux peuvent également craindre de n'avoir pas bénéficié d'une prise en charge optimale, et estimer que des manquements ont été commis, à l'origine pour le patient ou pour eux de dommages dont ils souhaitent obtenir réparation.
Ils rechercheront alors la responsabilité civile [5] de l'établissement ou du professionnel de santé, et disposeront à cet effet de trois options procédurales différentes.
Enfin, le patient, ses ayants droit ou ses représentants légaux peuvent avoir la volonté de voir le professionnel ou l'établissement concerné sanctionné : ils exerceront alors une action pénale ou une action disciplinaire devant l'Ordre professionnel concerné.

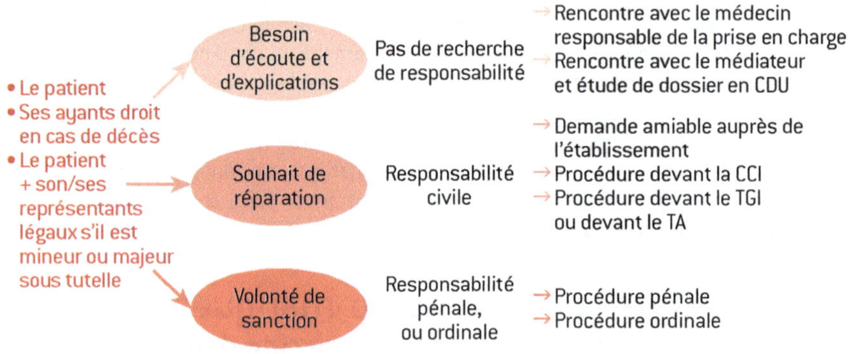

Figure 1 – Les différentes options ouvertes au(x) demandeur(s)

Ces responsabilités, civiles, pénales et ordinales, n'ont donc pas le même objet et ne répondent pas aux mêmes règles.
Il convient de revenir sur chacune d'entre elles.

5. Pour les établissements publics, on parle parfois de responsabilité administrative, ou de responsabilité hospitalière. Néanmoins, il s'agit simplement d'adjectifs qualifiant la responsabilité civile de ces établissements.

Besoin d'écoute et d'explications

On constate en pratique qu'un certain nombre de litiges portés devant les tribunaux ou les commissions de conciliation et d'indemnisation des accidents médicaux (CCI) ont précisément pour origine une défaillance dans l'information délivrée au patient ou à ses proches, qu'il s'agisse de l'information préalable ou concomitante aux soins, ou de la communication assurée ensuite d'un événement inattendu.

Il est donc primordial, pour limiter le nombre de ces procédures en réalité évitables, mais avant tout pour préserver la relation de confiance bâtie avec le patient, de répondre à cette demande d'écoute et d'explications lorsqu'elle est exprimée ou devinée.

Deux possibilités peuvent à cet effet être envisagées.

La rencontre avec le médecin responsable de la prise en charge

Quel cadre juridique ?

Non prévue par les textes, la rencontre du patient avec le médecin senior responsable de sa prise en charge est pourtant la première voie qui doit être proposée à celui-ci lorsqu'il désire obtenir des explications sur le déroulé de cette dernière.

Cette entrevue, bien qu'informelle, se doit d'être préparée.

Cette préparation aura bien sûr encore plus de sens si le médecin senior n'a jusqu'alors pas pris en charge directement le patient ou si les événements à évoquer ont impliqué plusieurs professionnels de santé.

La délivrance d'une information parcellaire, assurée par un praticien peu renseigné, a en effet toutes les chances de compromettre le bénéfice de cet entretien en renforçant le sentiment d'insécurité du patient.

Il est important, pour que la qualité de cet échange soit assurée, que cette rencontre ait lieu dans un endroit calme et que le médecin ne soit pendant ce laps de temps pas dérangé.

Quelles suites en attendre ?

Le patient, à l'issue de ce rendez-vous, peut se sentir rassuré.

Pour autant, il peut arriver aussi que cette démarche ne suffise pas, ou simplement que le patient ne souhaite plus échanger directement avec le médecin responsable de sa prise en charge.

Un recours à la médiation en commission des usagers pourra alors permettre de débloquer la situation.

La médiation en commission des usagers (CDU)

Qu'est-ce que la CDU ?

Anciennement « commission des relations avec les usagers et de la qualité de la prise en charge » (CRUQPC), la commission des usagers[6] ou CDU est une instance dont la constitution est obligatoire au sein de chaque établissement de santé[7].
Composée *a minima* du représentant légal de l'établissement – ou de la personne qu'il désigne à cet effet, de deux médiateurs (un médecin, un non-médecin) ayant chacun un suppléant et de deux représentants des usagers[8], la CDU a deux grandes missions : une mission de médiation et une mission de contribution à l'amélioration de la qualité de l'accueil et de la prise en charge des personnes malades et de leurs proches.

Quels types de réclamations la CDU peut-elle traiter ?

La CDU n'a vocation à traiter que les réclamations qui ne présentent pas le caractère d'un recours gracieux ou juridictionnel[9].
Autrement dit, il n'appartient pas à la CDU de se prononcer sur les responsabilités et de se prononcer en faveur ou non d'une indemnisation.

Quelle sera la procédure ?

Ainsi, la procédure démarrera par une rencontre du plaignant avec le médiateur, tiers à la prise en charge.
Si sa réclamation concerne l'organisation des soins ou le fonctionnement médical du service dans lequel il a été pris en charge, il lui sera proposé de rencontrer le médiateur médecin. Si son mécontentement porte sur un autre sujet (exemple : prestations d'hébergement, alimentation...), il rencontrera le médiateur non médecin.
L'entretien, selon la volonté du plaignant et des professionnels impliqués, pourra se tenir en présence de ces derniers.
Le plaignant devra être informé du droit qu'il a de se faire accompagner, notamment par un représentant des usagers.
En tout état de cause et si est en cause un problème médical, l'accord du patient – ou celui de ses ayants droit, s'il est décédé, ou de ses représentants légaux le cas échéant – sera indispensable à l'étude de son dossier par le médiateur et par les membres de la commission.

---

6. Les CRUQPC ont vu leur dénomination modifiée et leur rôle renforcé avec la loi de modernisation de notre système de santé n° 2016-41 du 26 janvier 2016.
7. Art. R. 1112-79 du Code de la santé publique. Les groupements de coopération sanitaire (GCS) autorisés à exercer les missions d'un établissement de santé et les groupements hospitaliers de territoire (GHT) sont également soumis à cette obligation (art. R. 1112-79 et R. 6132-11 du Code de la santé publique).
8. Pour un détail complet des personnes qualifiées pouvant compléter la composition des CDU, et des modalités de désignation des différents membres de la CDU, voir l'article R. 1112-81 du Code de la santé publique.
9. Art. R. 1112-80 du Code de la santé publique.

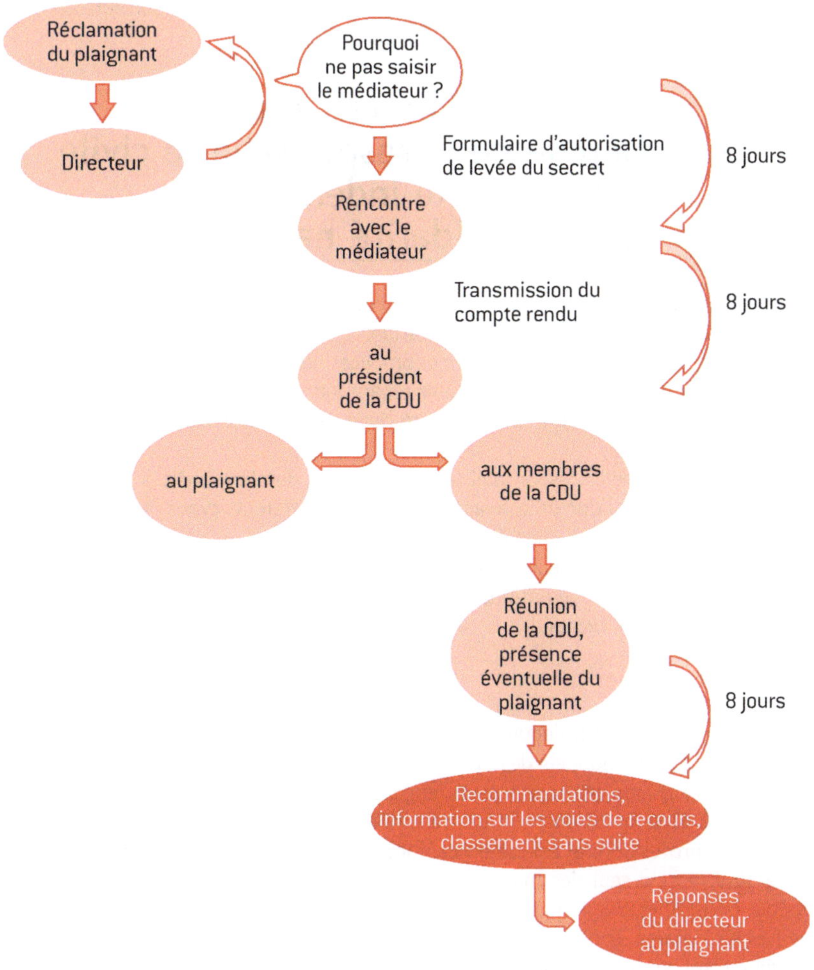

Figure 2 – Le procédure de méditation en CDU

En effet, dans la mesure où ces derniers ne participent pas à la prise en charge du patient, ils ne disposent pas par principe d'un droit d'accès aux informations concernant sa santé. Pour en prendre connaissance, ils devront donc y être autorisés.

Après cet entretien de médiation, la CDU se réunira et formulera un avis sur les suites à donner, lequel sera transmis au directeur pour que ce dernier puisse apporter une réponse au plaignant. L'avis rendu par la CDU lui sera joint.

C'est notamment au travers des avis qu'elle rend que la CDU joue son rôle de conseil pour l'amélioration de la qualité de la prise en charge.

Demande de réparation : la recherche de la responsabilité civile et la possible indemnisation par la solidarité nationale

En dépit d'une communication bien assurée, il peut arriver que les besoins du patient ne soient pas satisfaits par une simple explication.
Celui-ci, parce qu'il a rencontré de réelles complications causées ou non par une faute de l'équipe soignante, peut souhaiter obtenir réparation des dommages ainsi subis.
Il lui faudra alors rechercher la responsabilité civile de l'établissement ou du professionnel qui l'a pris en charge.
Or, l'engagement de la responsabilité civile de ces derniers obéit à des règles bien particulières : il paraît donc utile, avant d'évoquer les différents types de recours pouvant être exercés par le patient, d'en exposer les grandes lignes.
Par ailleurs, la loi du 4 mars 2002 a créé un régime d'indemnisation de certains dommages par la solidarité nationale.
Il en sera fait un bref exposé.

Qui est responsable ?

On parle indifféremment, depuis le début de ce chapitre, de la responsabilité des établissements et professionnels de santé.
Mais en réalité qui, de ces deux acteurs, engagera sa responsabilité en cas de dommage ?
La réponse à cette question peut être résumée de la façon suivante :

- **lorsqu'un professionnel exerce en cabinet de ville ou dans un établissement à titre libéral**, il répond seul des manquements qu'il commet que ce soit sur un plan civil, pénal ou ordinal. Sur le plan civil, le montant des condamnations qui pourront être mises à sa charge, correspondant à l'indemnisation allouée au patient, sera en principe réglé par son assureur en responsabilité civile professionnelle. Son contrat d'assurance pourra par ailleurs prévoir la prise en charge de ses frais de défense, s'il est mis en cause dans une procédure pénale ou ordinale ;
- **lorsqu'en revanche, ce professionnel (personnel administratif, infirmier, médecin...) exerce dans une structure en qualité d'agent ou de salarié**, sa responsabilité civile est en principe « couverte » par l'établissement. Cela signifie que le patient ne pourra pas rechercher la responsabilité civile du professionnel en question, mais devra exercer son recours contre l'établissement qui l'emploie. Cette sorte d'immunité civile de l'agent ou du salarié pourra cependant céder si ce dernier commet une faute dite

« personnelle », ou un « abus de fonction »[10]. Il est très rare que le juge retienne l'existence de telles fautes, ou abus, en établissement de santé. Néanmoins dans ce cas, l'agent ou le salarié devra répondre seul des conséquences de ce manquement et supporter financièrement la charge de l'indemnisation correspondante, éventuellement à l'aide de son assureur. En tout état de cause, « l'immunité » décrite ne vaut qu'en matière de responsabilité civile : les responsabilités pénales et ordinales restant purement personnelles, leurs conséquences ne sont jamais couvertes par la structure : celle-ci ne pourra pas être condamnée en lieu et place de ses agents ou salariés à payer une amende et ne pourra pas supporter à leur place une éventuelle peine disciplinaire. En revanche, les frais de défense qu'auront alors à exposer les agents ou salariés pourront éventuellement être pris en charge au titre du contrat d'assurance souscrit par l'établissement au sein duquel ils exercent (garantie de protection juridique également appelée défense pénale).

De quoi ?

Par principe, les établissements et professionnels de santé ne sont responsables des dommages qu'ils causent à l'occasion d'actes de prévention, de diagnostic ou de soins qu'en cas de faute.
Le patient qui souhaite engager la responsabilité civile d'un établissement ou d'un professionnel de santé devra donc démontrer que celui-ci a commis une faute à l'occasion des actes réalisés et que cette faute a eu pour conséquence la survenue de son dommage.
On dit par habitude que le patient doit rapporter la triple preuve d'une faute, d'un dommage et d'un lien de causalité entre les deux premiers.

Deux exceptions à ce principe

Dommages résultant d'infections nosocomiales

Les établissements de santé, qu'ils soient publics ou privés, sont responsables même sans faute des dommages résultant d'infections nosocomiales.
Attention, cette responsabilité sans faute ne pèse que sur les établissements, et non sur les professionnels libéraux.

---

10. En établissement public, on parle de « faute personnelle ». Celle-ci est habituellement définie comme celle qui, ***« eu égard à sa nature, aux conditions dans lesquelles elle a été commise, aux objectifs poursuivis par son auteur et aux fonctions exercées par celui-ci est d'une particulière gravité »*** (définition donnée par le Conseil d'État, décision du 11 février 2015 n° 372359). La Cour de cassation définit également cette faute personnelle comme un ***« manquement volontaire et inexcusable aux obligations d'ordre professionnel et déontologique »*** (Cass. Ch.criminelle, 2 avril 1992 n° 90-87579).
En établissement privé, on parle en revanche d'abus de fonction et parfois de « quasi-abus de fonction », caractérisant le cas dans lequel le salarié agit sans autorisation de son employeur, et à des fins étrangères à ses attributions.

Dommages résultant du défaut d'un produit de santé[11] *utilisé dans le cadre des soins*

La loi du 4 mars 2002, s'agissant de ce type de dommages, a été rédigée de façon ambiguë[12].
Les juridictions judiciaires et administratives (voir plus bas) l'ont, de ce fait, interprétée de deux façons différentes.
À ce jour, il en résulte les règles suivantes :

- les **établissements publics de santé** sont responsables même sans faute des dommages causés par le défaut des produits et dispositifs qu'ils utilisent à l'occasion des soins qu'ils prodiguent. Ils doivent donc indemniser le patient, à charge pour eux de se retourner contre le fabricant du produit incriminé[13] ;
- les **établissements privés et les professionnels libéraux**, quant à eux, ne sont responsables de ces dommages qu'en cas de faute : à moins de rapporter la preuve de cette faute, le patient devra agir directement contre le fabricant s'il souhaite obtenir réparation des préjudices causés par ce produit[14]. S'agissant de simples interprétations jurisprudentielles, elles peuvent être amenées à évoluer.

Dans quels cas le patient peut-il être indemnisé par la solidarité nationale ?

À côté des principes que nous venons d'évoquer, régissant la responsabilité civile des établissements et professionnels de santé, la loi du 4 mars 2002 a créé un régime de réparation, par la solidarité nationale, de certains dommages.
Cette charge a été attribuée à l'ONIAM.

Qu'est-ce que l'ONIAM ?

L'Office national d'indemnisation des accidents médicaux, des affections iatrogènes et des infections nosocomiales, désigné par l'acronyme ONIAM, est un établissement public financé en premier lieu par une dotation globale dont le montant est fixé annuellement par la loi de financement de la Sécurité sociale.
Créé par la loi du 4 mars 2002, sa mission est d'indemniser les patients lorsque ceux-ci, sans avoir été victimes de fautes médicales, ont pour autant subi à l'occasion d'actes de prévention, de diagnostic ou de soins des dommages d'une particulière gravité.

---

11. Sont concernés ici tant les dommages qui ont pu être causés par un dispositif utilisé pendant les soins (ex : bistouri) que ceux qui ont pu être causés par un dispositif implanté (ex. : prothèse).
12. Art. L.1142-1 du Code de la santé publique.
13. CE 9 juillet 2003, n° 220437.
14. Cass. 1re civ. 12 juillet 2012 n° 11-17510

Qu'indemnise-t-il ?

L'ONIAM indemnise les dommages causés par des accidents médicaux non fautifs anormaux et graves, et les conséquences des infections nosocomiales les plus graves [15]. Il faut préciser que les dommages résultant d'acte de chirurgie esthétique sont exclus du dispositif [16].

Sous quelles conditions ?

L'acte de prévention, de diagnostic ou de soins à l'origine du dommage subi par le patient doit en premier lieu avoir été réalisé postérieurement au 4 septembre 2001.

Ensuite, un accident médical non fautif ne peut faire l'objet d'une indemnisation par l'ONIAM que si le dommage a eu, pour le patient, des conséquences anormales au regard de son état de santé initial comme de l'évolution prévisible de celui-ci.

Il faut en outre que le dommage subi par le patient du fait de l'accident réponde à l'un de ces critères :

- une atteinte permanente à l'intégrité physique et psychique du patient supérieure à 24 % ;
- un arrêt temporaire des activités professionnelles pendant une durée au moins égale à 6 mois consécutifs ou à 6 mois non consécutifs sur une période de 12 mois ;
- ou une gêne temporaire constitutive d'un déficit fonctionnel temporaire supérieur ou égal à un taux de 50 %, pendant 6 mois consécutifs ou 6 mois non consécutifs sur une période de 12 mois.

Exceptionnellement, le critère de gravité pourra être considéré comme rempli si le patient est déclaré définitivement inapte à exercer l'activité professionnelle qu'il exerçait avant la survenue de l'accident médical, de l'affection iatrogène ou de l'infection nosocomiale, ou si celui-ci a causé des troubles particulièrement graves, y compris d'ordre économique, dans ses conditions d'existence [17].

Les experts, pour évaluer ces taux, se réfèrent au barème d'évaluation médico-légal détaillé à l'article D. 1142-2 du Code de la santé publique.

Enfin, les conséquences d'infections nosocomiales sont réparées par l'ONIAM dès lors que cette infection a causé le décès du patient ou que ce dernier demeure atteint d'un déficit fonctionnel permanent supérieur à 25 %.

S'il s'avère que l'infection a en réalité été causée par une faute de l'établissement ou du professionnel libéral, l'ONIAM, après avoir indemnisé le patient, pourra se retourner contre le responsable pour obtenir le remboursement des sommes versées au patient. En définitive, il pourra donc arriver qu'un patient ayant subi un dommage non fautif reste sans indemnisation.

---

15. N.B : depuis sa création, la mission d'indemnisation de l'ONIAM a été étendue à celle d'autres dommages (vaccinations obligatoires, dommages transfusionnels, indemnisation des victimes du Benfluorex...). Ces autres mécanismes d'indemnisation sont néanmoins spécifiques et n'obéissent pas aux mêmes règles que celles exposées ici.
16. Art. L. 1142-3-1 du Code de la santé publique.
17. Art. L. 1142-1 et D. 1142-1 du Code de la santé publique.

À SAVOIR

Résumé

Par principe, l'engagement de la responsabilité civile des professionnels (libéraux) et des établissements de santé suppose la démonstration par le patient d'une faute, d'un préjudice et d'un lien de causalité entre les deux premiers.
Par exception, les établissements de santé sont responsables, **même sans faute, des infections nosocomiales contractées en leur sein.**
Les établissements publics sont **également responsables sans faute** des dommages causés du fait de **défauts de produits ou dispositifs de santé.**
S'il ne se situe dans aucun de ces cas de responsabilité, le patient ne pourra pas rechercher la responsabilité civile du professionnel ou de l'établissement qui l'a pris en charge.
En revanche, le préjudice qu'il subit pourra être indemnisé par l'ONIAM s'il remplit les conditions d'une telle indemnisation (date et nature de l'acte, anormalité du dommage en cas d'accident médical non fautif, gravité du dommage).
À défaut, son préjudice pourra rester non indemnisé.

Quelles procédures ?

Le patient souhaitant rechercher la responsabilité civile d'un professionnel libéral ou d'un établissement de santé dispose d'une option entre trois types de recours.
Il peut les exercer successivement, ou alternativement [18].

Demande amiable

La première solution qui s'offre au patient est de formuler une demande amiable de réparation auprès de l'établissement.
Cette option ne fait intervenir aucun juge : l'établissement/le professionnel et son assureur de responsabilité civile vont étudier le dossier afin de déterminer si est survenu un événement pouvant justifier une indemnisation.

18. Toutefois, lorsque le patient entend rechercher la responsabilité d'un établissement public devant les juridictions administratives, il doit obligatoirement faire précéder son recours juridictionnel d'une demande préalable auprès de l'administration de l'établissement (art. R. 421-1 du code de justice administrative).

Quelle sera la procédure ?

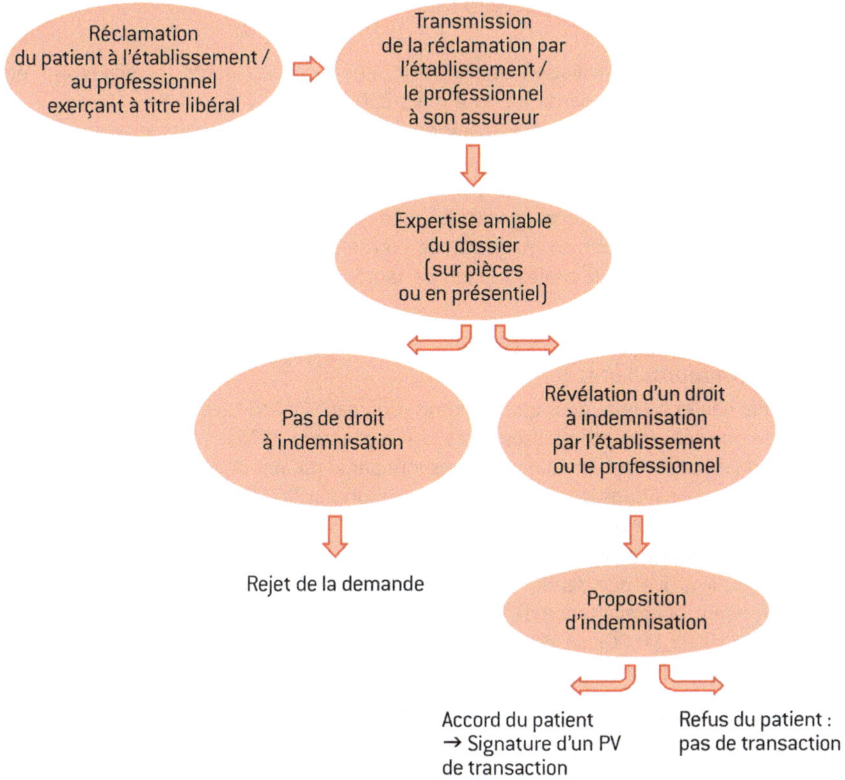

Figure 3 – La procédure de demande amiable

À l'issue de cette procédure amiable, il se peut donc qu'un accord soit trouvé.
Il sera alors rédigé un procès-verbal de transaction, qui fera obstacle à l'introduction ou à la poursuite entre les parties d'une action en justice ayant le même objet.
À l'inverse, il est aussi possible que l'étude du dossier n'ait révélé aucun élément justifiant une indemnisation du patient par l'établissement ou le professionnel ou leur assureur. Le patient, satisfait des explications apportées ou peu désireux d'initier une autre procédure, pourra choisir d'en rester là.
Il pourra également choisir d'exercer une autre voie de recours.

Recours devant la commission de conciliation et d'indemnisation des accidents médicaux (CCI)

Que sont les CCI ?

Les commissions de conciliation et d'indemnisation des accidents médicaux ont été créées, comme l'ONIAM, par la loi du 4 mars 2002.
L'idée générale était de favoriser la résolution des conflits entre patients et professionnels ou établissements de santé, en créant une procédure alternative à la procédure juridictionnelle qui soit gratuite pour les patients et fasse intervenir des représentants de l'ensemble des acteurs de la responsabilité médicale.
Les CCI sont présidées par un magistrat de l'ordre administratif ou judiciaire, et composées de représentants de professionnels de santé, d'établissements, d'assureurs, d'usagers ainsi que de l'ONIAM.

Sous quelles conditions un patient pourra-t-il obtenir un avis de la CCI sur les responsabilités ?

En premier lieu et comme pour une indemnisation par l'ONIAM, les actes à l'origine de la demande doivent avoir été réalisés après le 4 septembre 2001.
En second lieu et surtout, le dommage présenté par le patient devra remplir l'un des cinq critères de gravité imposés pour une indemnisation par l'ONIAM.
S'il est manifeste que ces critères de recevabilité ne sont pas atteints, la CCI rejettera la demande du patient avant tout examen.
Néanmoins, il arrive que seule l'expertise permette de s'apercevoir que les seuils de gravité fondant la compétence de la CCI ne sont pas atteints.
Si tel est le cas, la CCI se déclarera incompétente et ne rendra pas d'avis sur les responsabilités, alors même que l'expertise aura eu lieu et qu'un rapport aura été déposé.

Les avis rendus par la CCI sont-ils contraignants ?

Les avis rendus pas la CCI ne sont pas contraignants : en cas de refus de l'assureur du professionnel ou de l'établissement de présenter une offre au patient en dépit de l'avis rendu par la CCI, le patient ne pourra pas l'y contraindre.
Dans ce cas néanmoins, l'ONIAM pourra se substituer à l'assureur défaillant et présenter au patient une offre d'indemnisation, que celui-ci sera libre d'accepter ou non.

- S'il l'accepte, l'ONIAM l'indemnisera et se retournera ensuite contre le responsable.

Si la responsabilité de celui qui avait été désigné comme responsable par la CCI est confirmée, le juge pourra condamner ce dernier à verser à l'ONIAM, outre le montant des sommes réglées au patient, le paiement d'une pénalité pouvant aller jusqu'à 15 % du montant total de ces dernières [19] : la décision d'un assureur de ne pas suivre un avis de la CCI n'est donc jamais prise à la légère.

- S'il n'accepte pas la proposition de l'ONIAM, le patient restera libre d'agir devant les juridictions pour contester le refus de l'assureur.

---

19. Art. L.1142-15 du Code de la santé publique.

Enfin, le patient peut toujours être en désaccord avec l'avis rendu par la CCI.
Il pourra alors le contester en exerçant une action au fond devant le tribunal administratif ou de grande instance, suivant l'identité de celui dont il entendra engager la responsabilité (hôpital public, établissement privé ou professionnel libéral[20]).

Quelle sera la procédure ?

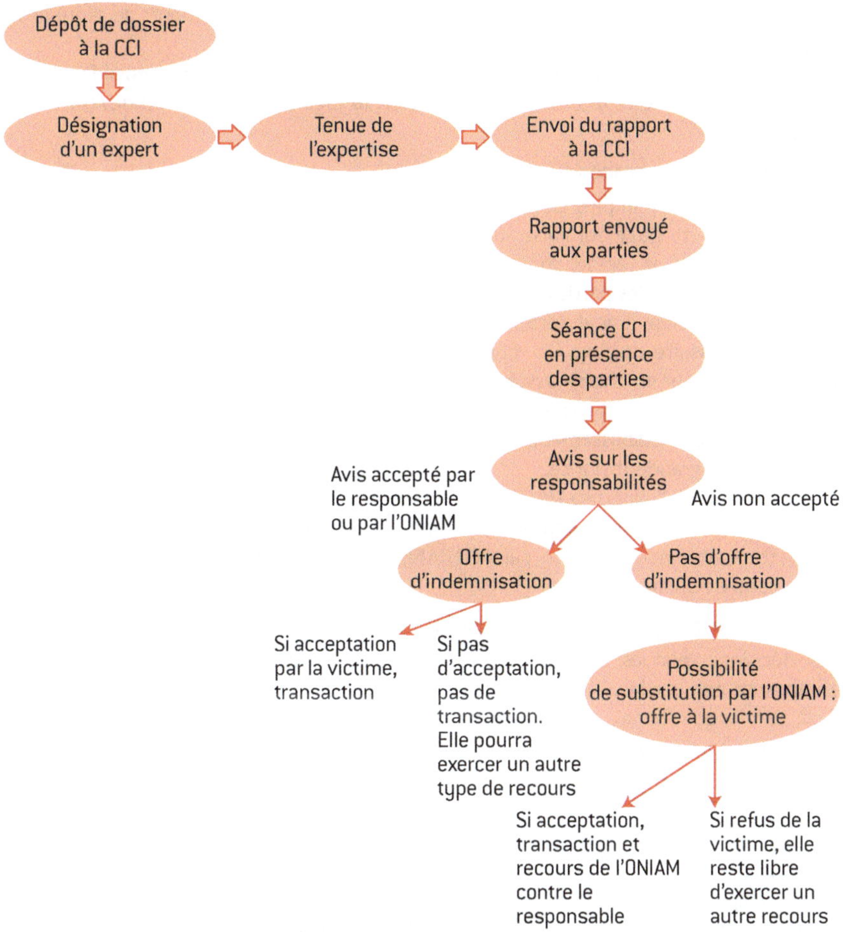

Figure 4 – La procédure CCI

20. Voir paragraphe suivant.

Recours juridictionnel devant les juridictions administratives ou judiciaires

Comment s'opère le choix entre juge judiciaire et juge administratif ?

En droit français, tous les litiges n'ont pas vocation à être réglés par les mêmes tribunaux. Schématiquement, en responsabilité médicale, le contentieux est divisé entre le juge administratif (tribunal administratif), chargé de juger de la responsabilité des établissements de santé publics, et le juge judiciaire (tribunal de grande instance), compétent pour connaître des actions en responsabilité exercées contre les établissements de santé privés (y compris d'intérêt collectif) ou les professionnels libéraux [21].
Pour autant, en matière de responsabilité médicale, les étapes clés de la procédure seront quasi similaires, que celle-ci soit menée devant le juge administratif ou devant le juge judiciaire.

Quelle sera la procédure ?

Ainsi, tout débutera le plus classiquement par une procédure expertise en référé, introduite par requête (juge administratif) ou par assignation (juge judiciaire).
Ce référé, procédure rapide, aboutira à la désignation d'un expert judiciaire.
Celui-ci convoquera les parties et leurs conseils à une réunion d'expertise (ou « accedit ») au cours de laquelle il analysera le dossier et examinera le patient.
Il remettra ensuite au juge un rapport, aux termes duquel il donnera son avis sur la qualité de la prise en charge assurée.
Au regard du rapport, le patient appréciera l'opportunité d'agir « au fond » contre le professionnel ou l'établissement : il saisira alors, selon les cas, le tribunal administratif ou le tribunal de grande instance.
Si les opérations d'expertise ont mis en évidence la survenue d'un accident médical non fautif, d'une infection nosocomiale ou d'une affection iatrogène remplissant les critères permettant une indemnisation par l'ONIAM, le patient pourra également agir directement contre l'office.

Quelle est la force contraignante des décisions rendues par les tribunaux ?

Les décisions rendues par les tribunaux, contrairement aux avis rendus par la CCI, s'imposent aux parties.
Cela signifie que si une partie, pourtant condamnée, n'exécute pas la condamnation qui a été mise à sa charge, elle pourra y être forcée par son adversaire.

---

21. En temps normal, on l'a dit, les salariés et agents d'établissements de santé voient leur responsabilité civile couverte par l'établissement qui les emploie. Lorsqu'ils travaillent au sein d'établissements publics, la responsabilité de l'établissement sera, en application de la règle énoncée, recherchée devant le juge administratif, c'est-à-dire devant le tribunal administratif.
Cependant, cette règle cèdera s'ils commettent une faute personnelle : il appartiendra alors au juge judiciaire (tribunal de grande instance) de se prononcer sur leur responsabilité.

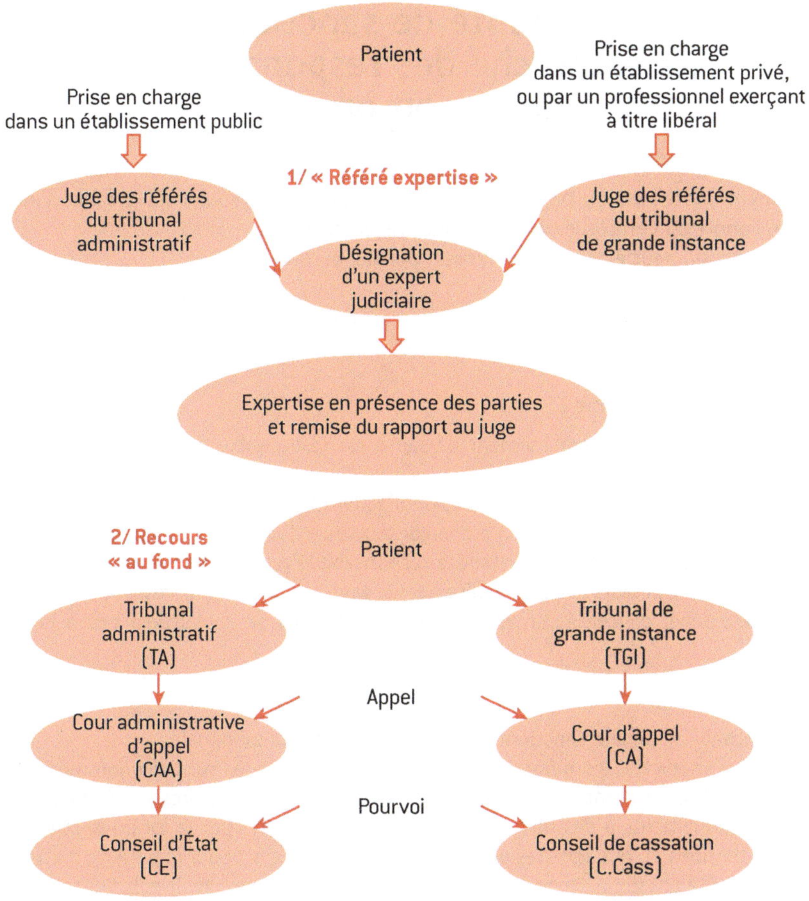

Figure 5 – La procédure devant le juge judiciaire ou administratif

Volonté de sanction : la recherche des responsabilités pénales ou ordinales

Le patient, indemnisé ou non de ses préjudices, peut enfin vouloir faire sanctionner le professionnel ou l'établissement qui l'ont pris en charge.
Cette sanction peut être de deux ordres : pénale, ou ordinale.

Recherche de la responsabilité pénale du professionnel ou de l'établissement

Qui est responsable ?

Tout professionnel ou établissement de santé est responsable des fautes pénales qu'il commet.
Si le patient subit un dommage à l'occasion d'activités de prévention, de diagnostic ou de soins et qu'il estime que celui-ci a été la conséquence d'un manquement sanctionné par la loi pénale, il pourra rechercher tant la responsabilité pénale de l'établissement qui l'a pris en charge, si la faute a été commise par un de ses organes ou représentants, que celle du professionnel concerné : la responsabilité de l'un ne se substituera pas à celle de l'autre.

De quoi ?

La responsabilité pénale sanctionne un manquement à la loi pénale.
En matière médicale, les infractions le plus souvent retenues sont des infractions non intentionnelles, résultant d'imprudences, d'inattentions, de maladresses, de négligences ou de manquements à des obligations de sécurité imposées par la loi ou le règlement. Ces inattentions ou maladresses peuvent avoir été à l'origine, pour le patient, d'atteintes à son intégrité physique ou psychique. Elles peuvent également avoir entraîné la mort de celui-ci.
On parle alors selon le cas de blessures involontaires [22] ou d'homicide involontaire [23].
L'attitude d'un professionnel peut également être à l'origine d'une non-assistance à personne en péril [24] : il s'agit d'une infraction intentionnelle retenue lorsque, ayant connaissance du danger face auquel se trouvait un individu, le professionnel s'est abstenu de lui porter secours alors qu'il pouvait, par une intervention directe ou en provoquant la venue d'un tiers, limiter ou éviter la réalisation de son dommage.

22. Art. 222-19 et 222-20 du Code pénal.
23. Art. 221-6 du Code pénal.
24. Art. 223-6 du Code pénal.

Quelle sera la procédure ?

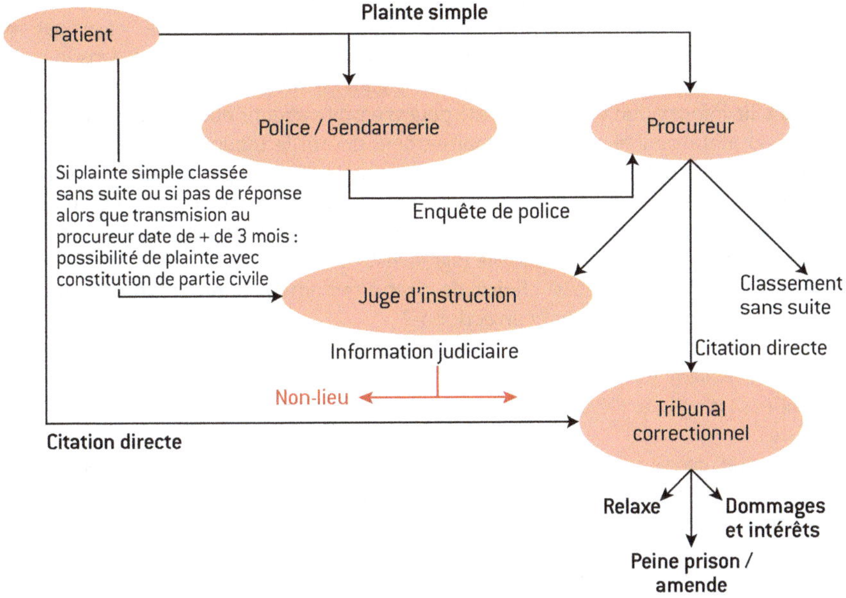

Figure 6 – La procédure pénale

Le plus souvent, la procédure débutera par une plainte déposée au commissariat ou directement auprès du procureur de la République par le patient ou, le cas échéant, ses ayants droit ou représentants légaux.
Le procureur diligentera une enquête de police (enquête préliminaire ou de flagrance), dont il confiera la réalisation à la police ou à la gendarmerie.
Dans ce cadre, les services de police ou de gendarmerie pourront être amenés à organiser l'audition des personnes concernées.
Il convient de préciser que les professionnels, à l'occasion de ce type d'audition, sont toujours tenus au secret professionnel.
Ils ne bénéficient pas, à ce stade, des droits de la défense : ils devront donc se rendre à la convocation mais ne pourront répondre qu'à des questions factuelles d'organisation, sans donner de détails sur la prise en charge.
En tout état de cause, il convient à réception de ce type de convocation que le professionnel ou le personnel administratif concernés prennent attache avec leur assureur ou, le cas échéant, celui de l'établissement afin d'obtenir des conseils sur la conduite à tenir.
À l'issue de cette enquête de police, le procureur pourra ou bien décider d'un classement sans suite, ou bien citer le professionnel ou l'établissement directement devant la juridiction pénale, ou encore transmettre le dossier au juge d'instruction.

Il convient de préciser qu'il est rare en responsabilité médicale que le procureur fasse directement citer le professionnel ou l'établissement devant le tribunal.
En effet la matière, du fait de sa technicité, requiert le plus souvent des investigations plus poussées, et notamment une expertise qui ne peut être réalisée que dans le cadre d'une information judiciaire, conduite par le juge d'instruction.
Si une telle information est ouverte, elle pourra ensuite aboutir ou à un non-lieu, ou à un renvoi du professionnel et/ou de l'établissement devant le tribunal.
Si le procureur n'a pas donné suite à la plainte simple déposée par le patient, ses ayants droit ou représentants légaux auprès du commissariat, de la gendarmerie, ou auprès de lui, ces derniers pourront, à certaines conditions [25], déposer une plainte avec constitution de partie civile directement devant le juge d'instruction.
Enfin, le patient pourra aussi choisir de citer directement le professionnel ou l'établissement devant le tribunal correctionnel.
Le plaignant, pour mettre en œuvre une procédure selon ces deux dernières modalités, pourra cependant être invité par le juge à consigner une somme d'argent, à titre de garantie : il s'agit là d'éviter qu'un plaignant ne dépose des plaintes fantaisistes et abusives.
En tout état de cause, les manquements pénaux reprochés aux professionnels et établissements étant le plus souvent constitutifs de délits et non de crimes, ils sont en principe jugés par le tribunal correctionnel et non la cour d'assises.

Quelle pourra être son issue ?

Comme il a été indiqué, il est possible que la procédure s'arrête rapidement, après un classement sans suite décidé par le procureur.
Il est possible également que le juge d'instruction, après expertise et autres actes d'investigation, décide d'un non-lieu.
Il peut arriver, néanmoins, que la procédure aille à son terme et que le professionnel ou l'établissement soient renvoyés devant le tribunal correctionnel.
Dans ce cas, le professionnel et/ou l'établissement pourront soit être relaxés, soit être retenus coupables de l'infraction reprochée.
Le juge pourra dans ce dernier cas prononcer une peine d'amende, ainsi qu'une peine d'emprisonnement.
Il est important de préciser que les peines d'emprisonnement prononcées en matière médicale sont, le plus souvent, assorties du sursis.
Bien que cela soit loin d'être systématique, le juge peut aussi prononcer dans certains cas une peine accessoire d'interdiction d'exercer.
Enfin, des dommages et intérêts pourront être alloués au patient en réparation de ses dommages.

25. Art. 85 du Code de procédure pénale.

Néanmoins, si sur le plan civil le débiteur de l'obligation de réparation est un établissement public, le juge pénal ne pourra se prononcer sur la demande d'indemnisation et le patient devra alors saisir parallèlement le tribunal administratif.
Pour finir, il est important de souligner que ces procédures pénales, en matière médicale, restent en nombre minoritaire par rapport au nombre global de réclamations portées devant les tribunaux civils et administratifs : si le risque existe, il doit être relativisé.

Recherche de la responsabilité ordinale du professionnel

Qui est responsable ?

Le professionnel de santé.
En effet, les établissements de santé ne sont pas soumis en propre aux règles déontologiques prévues par les différents ordres.
Seuls les professionnels peuvent donc être mis en cause devant les juridictions ordinales dont ils relèvent.

De quoi ?

Les professionnels, logiquement, répondent des manquements qu'ils commettent aux règles de déontologie fixées par leurs ordres.

Quelle procédure ?

La procédure pouvant varier selon les ordres concernés, il paraît difficile d'en faire une présentation ici.
Deux choses peuvent néanmoins être précisées :

- il est courant que la procédure conduite devant les ordres débute par une phase de conciliation ;
- les sanctions prononcées peuvent notamment être l'avertissement, le blâme, ou l'interdiction temporaire ou définitive d'exercer. Cette sanction peut être assortie d'une obligation de formation.

En tout état de cause, les contrats d'assurance souscrits par les professionnels de santé, et parfois ceux souscrits par les établissements, peuvent prévoir une assistance des professionnels pour ce type de procédure.
Il est donc important, pour ceux-ci, de ne jamais rester seuls face à une plainte quelle qu'elle soit.

Conclusion

Nombreux sont les types de recours pouvant être engagés par le patient mécontent des conditions de sa prise en charge.
Cette crainte d'un recours ne doit cependant pas paralyser les professionnels de santé dans leur exercice : s'il convient de ne pas négliger le risque médico-légal auquel expose

toute activité de prévention, de diagnostic ou de soins, cette préoccupation doit surtout être l'occasion pour le professionnel de s'interroger sur ses pratiques afin, le cas échéant, de les améliorer dans l'intérêt de son patient.

Enfin, et si cela n'est pas de nature à garantir une absence de poursuites civiles, pénales ou ordinales, une bonne communication et une gestion très précoce de tout malentendu ou événement inattendu permettront toujours d'atténuer ce risque.

10

LE DROIT DU PATIENT À LA FIN DE VIE. COMMENT L'ORGANISER ?

Marie-Bénédicte Haguet

Depuis que le monde est monde, l'homme cherche à survivre et le personnel médical cherche à sauver l'homme de la mort. Cependant, dès lors que nous naissons, nous avançons vers la mort. Elle est inéluctable, il faut l'accepter et accompagner au mieux la fin de vie lorsqu'elle se présente.

Mais qu'est-ce que la fin de vie ?

La fin de vie peut arriver à tous les âges. Elle est d'autant plus difficile à accepter lorsqu'elle se présente tôt dans la vie. Elle correspond à ce passage juste avant la mort. Elle est délicate et fait l'objet d'une attention particulière pour en faire un moment serein.

Elle peut être subie (maladie incurable) ou désirée (le syndrome de glissement volontaire sans pathologie réelle ou arrêt volontaire de la chimiothérapie). Elle repose sur un diagnostic médical et une expérience :

- la fin de vie peut être constatée devant une altération irréversible d'une fonction vitale ;
- elle peut être l'évolution inexorable d'une maladie fatale malgré tous les traitements mis en œuvre ;
- elle peut se manifester par une altération de l'état général, un grabatisme et il peut y avoir apparition d'escarres, de dénutrition, de mauvaises odeurs.

Chercher à connaître le patient

L'expérience relatée ici se déroule dans un SSR (service de soins de suite et de réadaptation) gériatrique. C'est un milieu sécurisé avec une équipe soignante très disponible car les pathologies ne sont pas aiguës.

Lorsque nous accueillons un patient dans le service, il est rarement en fin de vie. Nous avons le temps de recueillir la connaissance de la personne : ses habitudes, sa situation, sa religion, sa famille, son profil psychologique, etc. Cela nous permet d'organiser au mieux la fin de vie dans le respect et la dignité du patient. « Tout ce qui n'a pas été fait en amont, ne pourra pas se gérer en urgence lors d'une situation de fin de vie » (professeur L. Puybasset).

Nous nous efforçons de prendre le temps de tout préparer pour que le patient et sa famille retrouvent une chaleur et ressentent un bien-être dans cet accompagnement de fin de vie.

L'entourage doit se sentir rassuré de laisser son proche hospitalisé en confiance. Avec en ligne de fond, une écoute, une bienveillance et une disponibilité maximale.
L'équipe soignante cherche à connaître les désirs de la personne, les dernières choses qu'elle souhaite exprimer ou faire ; essayer de faire venir les personnes qu'elle souhaite rencontrer avant le dernier souffle. C'est un travail d'équipe. Le patient peut avoir plus d'affinité avec une personne en particulier : infirmière, psychologue, aide-soignante ou médecin. Pour que le patient soit en confiance, il est préférable qu'il rencontre plus souvent le soignant avec qui il se sent le mieux pour parler. Nous devons laisser notre orgueil de côté. Le principal est que nous puissions connaître ses volontés et les mettre en commun pour définir la stratégie thérapeutique et gérer les situations de fin de vie. Le patient, la famille et l'équipe soignante doivent être préparés à ce chemin vers la mort inéluctable. Il est donc important d'organiser des réunions de service (staffs) tous les jours pour appréhender sereinement ce moment difficile de la fin de vie. Chaque information sur le patient et ses relations avec sa famille sont recueillies pour les utiliser ensuite. Nous essayons de recréer une ambiance dans sa chambre avec des effets personnels. Des attentions (gâteaux, parfums, boissons, photos, peluches, maquillage, fleurs...) sont mises en place pour le bien-être de la personne.

> L'enjeu principal est de soulager la douleur et la souffrance morale dans un environnement chaleureux.

La connaissance du patient est essentielle pour pallier la douleur et soulager la souffrance morale.

Comment soulager la douleur et apaiser la souffrance ?

Soulager la douleur : par des soins de confort, matelas à air, coussin, toilette, soins de bouche (en respectant les goûts du patient : Coca, menthe, citron, voire de la bière !). Le toucher massage pour le bien-être. Nous sommes souvent contraints de recourir aux antalgiques de différents paliers pour soulager la douleur qui peut engendrer de l'inconfort, de l'angoisse et diminuer les échanges verbaux. L'évaluation de la douleur est faite régulièrement, voire plusieurs fois par jour. Différentes échelles sont disponibles (EN, EVA, Algoplus, Doloplus...) afin d'adapter le traitement.
Un patient non douloureux est un patient plus apaisé car il n'aura plus besoin de lutter contre la douleur.
Apaiser la souffrance : la souffrance morale est plus difficile à évaluer. Le dialogue et l'observation restent primordiaux. La souffrance n'est pas le signe qui apparaît en premier. Elle nécessite un repérage par l'ensemble des intervenants, famille, équipe soignante et par le patient lui-même qui ressent et connaît son état dans la majorité des cas.

L'apaisement s'obtient le plus souvent avec du dialogue, beaucoup de bienveillance, d'attention, de chaleur et de sourires. Parfois, là aussi, nous avons recours à des traitements médicamenteux afin de soulager le patient.
Le patient qui a décidé « d'en finir » sera soulagé s'il se sent compris par son entourage et l'équipe médicale. Cette décision doit être acceptée et partagée par son entourage, ce qui demande du temps. Il peut exprimer de la joie en voyant sa décision validée par ses proches. Il se sent libéré d'un poids. On observe parfois un regain de vitalité. La famille dit souvent qu'il va beaucoup mieux ! Cette situation ne doit pas procurer de fausse joie, d'où l'importance de bien replacer la notion de fin de vie dans la situation. Nous devons la vérité au patient quand ce dernier veut l'entendre et la demande. Lors de l'annonce, une atmosphère calme et propice à la confidence est nécessaire. Nous ne devons pas être dérangés, l'équipe est prévenue de ne pas entrer dans la chambre. Pour une ambiance calme, nous éteignons le téléphone. Prendre la main (si le patient était tactile, mais il peut le devenir, donc à tenter) crée une intimité chaleureuse, montrer notre intérêt pour ce patient pour qu'il se sente en confiance. Le diagnostic peut s'annoncer par étapes si besoin, voire sur plusieurs jours. L'empathie est de mise mais pas la pitié, les mots sont choisis, sans brutalité, avec de la sensibilité, du cœur, tout en gardant une distance juste entre le soignant et le patient. Il faut laisser des moments de silence suffisamment longs pour que le patient puisse s'exprimer, il peut mettre du temps à réfléchir et à s'exprimer suivant sa pathologie et son désir.

Quelques exemples [1] de prise en charge de fin de vie

« Maîtrise de la fin de vie »

Xavier, 62 ans, alcoolo-tabagique avec un cancer pulmonaire et des métastases osseuses entre dans notre service pour une prise en charge en soins palliatifs. Il présente des œdèmes des membres inférieurs, une ascite, une altération de l'état général, il est sous oxygène. Il habite dans un mobile home, est divorcé, et vit avec son fils autiste de 26 ans dont il a la garde. Il veut guérir pour s'occuper de son fils dépendant. Il a deux sœurs qui sont très proches. Les premiers objectifs posés avec lui sont une ré-autonomisation afin de pouvoir s'occuper de son fils. Il décidait lui-même des horaires pour sa ponction d'ascite. Son état se dégrade rapidement avec la nécessité d'un fauteuil roulant et de l'oxygène à 80 % du temps. Xavier retire l'O_2 pour aller fumer, nous lui laissons ce plaisir qui ne changera pas le pronostic ! Après quelques jours et une mise en confiance, je lui annonce que son état est incurable, il s'en doutait fortement ! Nous lui demandons quel est son désir le plus cher, ce qu'il veut faire avant la fin. La réponse est crue : « Je veux

1. Tous les prénoms cités ont été modifiés.

pouvoir rentrer dans mon mobile home, retrouver mes amis pour profiter de la vraie vie, une dernière fois, avant de crever ! »

Nous évoquons les difficultés de l'oxygénothérapie chez ce patient fumeur dans un mobile home non sécurisé ! De plus, les sœurs sont récalcitrantes car disent-elles « il va boire et fumer avec ses amis ! ! ». L'objectif est expliqué à la famille et à Xavier : rentrer chez lui pendant deux jours avec l'aide de l'hospitalisation à domicile puis si tout se passe bien, nous pourrons organiser son retour avec cette association. Tout le monde est d'accord. Xavier nous confie passer deux jours extraordinaires chez lui sans se priver, avec ses amis. Il revient dans notre service et décide de finir ses jours avec nous car il se sent en sécurité. Il a vécu des moments merveilleux avec ses amis et son fils : « Maintenant, je suis prêt pour faire le grand saut ; allez, on y va ! » Il a pris le temps de nous raconter ses deux journées avec beaucoup d'émotion, car il n'imaginait pas que cela puisse se faire. Compte tenu de son état, il était prévu que si un problème survenait, nous irions le chercher chez lui pour le ramener dans le service avec ses amis et son fils, je lui avais donné mon numéro personnel pour plus de sécurité. Nous expliquons l'enjeu à son fils appuyé par Xavier qui est très lucide sur sa fin de vie. Le fils est informé de la possibilité de dormir avec lui jusqu'au dernier jour. Xavier a été entouré par le personnel soignant, sa famille proche et de longs dialogues avec son fils ont été réalisés avant de partir. Nous avons ressenti une vraie préparation au départ et un ménagement de l'annonce qu'il a faite lui-même à son fils. Beaucoup d'émotion émanait dans le regard du père et du fils.

Il s'agit dans ce cas, outre la prise en charge d'une fin de vie après de longs échanges et un climat de confiance, d'une organisation technique avec un retour à domicile difficile avant le « lâcher-prise » vers une mort douce et organisée par le patient sans médication particulière. Il n'était ni douloureux ni angoissé, il était apaisé d'avoir pu retrouver ses amis avant de partir. Nous avons respecté ses volontés et nous l'avons accompagné dans toutes ses démarches avec l'aide de l'assistante sociale. Il a pu partir serein après avoir organisé la garde de son fils. Ce fut un beau moment partagé avec le service.

Les questions des soignants étaient nombreuses. « Mais que va-t-il faire chez lui ? » « Est-ce qu'il peut se suicider ? » « Et si son mobile home explose quand il fume ? » « Va-t-il revenir ? » « Et son fils ? » Nous avons répondu à toutes les questions, le personnel soignant s'impliquant beaucoup dans les prises en charge. Un attachement se crée, mais nous essayons de laisser une distance pour supporter les évènements difficiles et beaucoup parler en équipe, apporter un autre regard.

De plus, nous avons le sentiment d'avoir accompli le maximum avant le décès de Xavier (référence à l'article L. 1111-10 du Code de santé publique, loi n° 2005-370 du 22 avril 2005).

> Écoute et respect du patient : deux valeurs indispensables pour une bonne prise en charge.

« Fin de vie choisie »

Paule a 93 ans. Elle est célibataire sans enfants, avec un filleul. Antécédents d'hypothyroïdie, léger trouble cognitif, anorexie, syndrome de persécution et vraisemblablement dépression non étiquetée.
Le premier jour, je lui demande :
– Pourquoi venez-vous chez nous ?
Sa réponse est irrévocable :
– Je veux mourir ici ! !
– Que vous arrive-t-il ? Vous n'êtes pas malade !
– C'est vrai, mais j'ai 93 ans et je veux en finir, je n'ai pas de famille, ni d'amis, j'ai assez vécu, j'en ai marre de vivre ! Je suis venue pour mourir !
Ce dialogue ne laisse apparemment aucune alternative...
Son traitement se limite à du Lévothyrox et des compléments nutritionnels oraux. Elle vient de Reims et veut juste boire du champagne et mourir ! Malgré le dialogue, un bilan strictement normal, elle ne veut plus vivre, c'est son unique volonté. Sa seule famille est un neveu qui est aussi son filleul et habite à 800 kilomètres. Nous entrons donc en contact avec son filleul, car elle a bien voulu me donner ses coordonnées, mais pense qu'il veut juste son héritage...
Nous tentons tout de même une mise sous antidépresseur avec son accord et lui expliquons les conséquences de son anorexie et de sa clinophilie, elle refuse la sonde naso-gastrique pour l'alimentation, consciente des conséquences (nous les lui faisons répéter pour savoir si elle a bien compris). Mais son état se dégrade, elle devient incontinente et accepte la toilette avec force de négociations afin de rester digne. Elle n'écoute qu'une seule personne du service en qui elle a confiance et le fait pour lui faire plaisir... Nous organisons une rencontre avec son filleul après plusieurs entretiens téléphoniques. Les relations s'améliorent entre Madame Paule et son filleul. Nous avons servi d'intermédiaire, avec une bonne adhésion des deux parties. Le filleul reste quelques jours dès qu'il le peut et cela permet des discussions importantes entre eux deux ainsi qu'une complicité retrouvée.
Et arrive le jour de son anniversaire ! Nous avons organisé avec l'équipe une petite fête le dimanche. Nous nous réunissons dans sa chambre avec des flûtes et une bouteille de champagne. L'émotion est bien présente, les larmes au bord des yeux. Nous faisons sauter le bouchon et buvons à la santé de Paule en chantant ! Elle arrive à boire quelques gouttes et nous sourit. Puis viennent les embrassades, les pleurs, les sourires. Ce fut un moment intense pour tout le monde, une belle joie partagée, tout en sachant que la fin était proche, ce qui est d'autant plus émouvant pour l'équipe.
Puis, le lendemain, les premiers signes de fin de vie imminente arrivent. Nous appelons son filleul qui revient dans la nuit pour passer le week-end avec elle devant un risque de décès proche. Paule est décédée en présence de son filleul, sans souffrance ni douleur et réconciliée avec lui, sa seule famille.

La prise en charge de Paule a été difficile pour le personnel car il n'y avait pas de pathologie incurable, seulement une volonté de mourir et un âge certain. Nous avons recréé un entourage pour cette dame isolée. Elle se sentait bien avec nous, sa nouvelle famille. Tous les jours, le personnel avait des attentions et des mots gentils envers elle. Nous avons beaucoup discuté en staff de l'attitude à avoir avec elle : lui offrir une fin de vie heureuse, sereine et avec beaucoup d'affection. Elle était sensible à nos attentions car elle vivait seule depuis longtemps, sans amis. Nous l'avons accompagnée dans son projet sans la contrarier.
Elle s'est sentie comprise et respectée dans sa démarche. Nous lui avons expliqué qu'il existait des traitements contre l'angoisse de fin de vie et elle a été capable de les accepter en conscience quand celle-ci s'est installée. À ce moment, quand nous avons vu les premiers signes d'angoisse, nous lui en avons parlé et expliqué ce qu'elle ressentait en parlant d'une étape normale à vivre. Nous lui avons proposé du Midazolam à petites doses en lui expliquant la fonction du traitement. Ce traitement ne gêne en rien la conscience s'il est bien équilibré. Elle choisissait elle-même si elle voulait dormir ou non, nous diminuions les doses quand son filleul était présent afin qu'ils puissent avoir des conversations ensemble. Paule était soulagée d'être accompagnée par l'équipe et par le traitement. Malgré son désir de mourir, l'angoisse de fin de vie est apparue et le traitement par Midazolam a permis d'enrayer cette angoisse. Nous avons respecté ses volontés après avoir essayé tout de même d'enrayer la dépression. L'équipe comprenait mal cette démarche. Nous en avons parlé longuement en staff, et en dehors, dans les couloirs, en fin de service, à table... L'incompréhension était légitime mais notre devoir était de respecter les volontés de Paule, malgré tout.

À travers ces exemples, on distingue plusieurs étapes sur cette prise en charge de fin de vie. Le personnel soignant doit savoir que la mort est inéluctable, à nous de la rendre plus douce.

> « Le mourant est un vivant jusqu'au bout. » Elisabeth Kübler-Ross

| **Respect des volontés du patient et réunions pluridisciplinaires.**

« Déni de pathologie »

En juin, Alfred, 73 ans, entre dans notre service pour revalidation de la marche dans un contexte de généralisation osseuse d'un cancer de la prostate découvert récemment, compliqué d'une anémie asthéniante. Le patient n'a pas connaissance de sa pathologie et souffre de son handicap moteur qu'il associe à la vieillesse (ce sont des métastases osseuses lombaires basses). La famille qui connaît le diagnostic s'oppose formellement à ce qu'Alfred soit informé de sa maladie au risque d'aggraver sa dépression. Plusieurs réunions pluridisciplinaires sont organisées avec la famille afin d'échanger sur un projet de soins palliatifs et d'essayer de la convaincre d'accepter que l'annonce soit faite au patient pour qu'il soit acteur de son projet de soin. Un conflit naît entre la famille et le médecin référent. Celui-ci voulait absolument informer le patient de sa pathologie car « il était dans son droit et son devoir de le lui annoncer » contrairement aux vœux de la famille !

La famille, ne voulant plus revoir ce médecin, notre service prend le relais. Je prends donc connaissance des problèmes rencontrés avec la famille ! J'attache une attention particulière à ce patient à qui je devrai annoncer le diagnostic d'après le dossier et la volonté du prédécesseur... Ma première démarche est de me présenter et faire « l'innocente » sur la pathologie d'Alfred. Mes questions se bornent à connaître son ressenti, sa douleur, son inconfort. Alfred pense que son état est dû à son âge tout comme ses douleurs. Je passe de longs moments avec Alfred à discuter de la vie, du temps, des amis, afin de mieux le connaître. J'informe régulièrement la famille de mes démarches et de l'état d'avancement du dialogue. Je précise que j'annoncerai le diagnostic seulement si Alfred veut l'entendre. La famille aborde avec le patient les différents cancers de la famille sans qu'aucune relation ne soit faite avec le sien !

Alfred n'aime pas se plaindre mais avoue quelques douleurs au niveau du sternum et des épaules en plus des lombalgies. Je lui demande s'il veut savoir d'où viennent ces douleurs mais il répond clairement : « Non ! ». Nous augmentons alors les antalgiques pour le soulager. Il est assez prolixe mais peu angoissé, en sachant toutefois qu'il ne peut plus rentrer à domicile dans son état. Au fil du temps, il parle de ses amis qui ont eu la même maladie que le président Mitterrand sans jamais citer le nom de cancer de la prostate : « ils se sont tous fait opérer et ils sont morts alors que moi, je suis toujours vivant ! » dit-il... Il sait que le PSA a beaucoup augmenté, mais il n'a pas voulu en tenir compte. Je lui explique que le PSA est un marqueur pour les tumeurs de la prostate, mais on ne lui apprend visiblement rien ! Nous en concluons qu'il connaît son diagnostic mais n'a pas envie de l'entendre. Je respecte son souhait et en informe la famille qui est soulagée car il n'y aura pas d'annonce faite au patient.

Nous prodiguons des massages (faits par une kinésithérapeute ayant une formation en soins palliatifs) qu'il accepte et qui le soulagent moralement et physiquement. Mais l'état général se dégrade, il devient grabataire et l'angoisse commence à s'installer avec difficulté de verbalisation. Nous instaurons des bolus de Midazolam pour l'angoisse en lui expliquant pourquoi nous appliquons ce traitement. Il refuse de prendre ses médicaments *per os* et entre dans un syndrome de glissement avec gémissements et angoisse. Les médicaments inutiles sont arrêtés après concertation collégiale et en accord avec la personne de confiance.

Alfred décédera apaisé en ayant pu s'exprimer sur les maladies des autres sans jamais citer la sienne mais avec le sentiment d'être compris.

Le patient est en droit de connaître son diagnostic. Dans la plupart des cas, il le connaît mais est souvent trompé sur le pronostic. Il est de notre devoir de l'en informer tout en respectant ses volontés, y compris celle de ne pas savoir. Il est nécessaire d'avoir le même discours entre les soignants vis-à-vis du patient et de sa famille. Il faut prendre le temps de connaître le patient, sa famille, pour trouver le moment propice à cette annonce. Nous devons prévenir l'équipe de cette annonce, car la réaction post-annonce peut modifier le comportement. Ne pas hésiter à faire reformuler le patient pour voir ce qu'il a compris et si nous sommes en « phase ». Puis l'accompagner, répondre à ses questions, être disponible. Écrire dans le dossier et échanger en staff pluridisciplinaire pour que tout soit clair et que lors des changements d'équipe, le discours demeure le même pour assurer la continuité de prise en charge.

À RETENIR

- S'entretenir avec le patient et sa famille permet de prendre les bonnes décisions.
- Prendre son temps.
- Si vous avez des difficultés, n'hésitez pas à passer le relais pour le bien du patient.

« Déni de la famille »

Denis, 60 ans, entre dans notre SSR pour rééducation fonctionnelle dans le cadre d'une hémiplégie gauche et d'une dysarthrie consécutives à un AVC compliqué d'une pneumopathie d'inhalation sur BPCO. Le contexte est celui d'un syndrome pseudobulbaire, d'une sténose carotidienne importante avec indication chirurgicale et de troubles sévères de la déglutition indiquant théoriquement la pose d'une gastrostomie. L'éthylotabagisme n'est pas sevré. La vie antérieure de Denis se résumait à boire et fumer en regardant la télévision. Ce patient a toujours été dans la négociation depuis quarante ans avec sa fille unique qui essaie de tout faire pour lui rendre la vie meilleure. Il est cachectique, sous oxygène et refuse tout traitement *per os*. Il arrache régulièrement ses lunettes à oxygène et refuse la sonde naso-gastrique en attendant la GPE. Denis est presque grabataire et refuse la kinésithérapie. Nous instaurons les traitements en intraveineux avec négociation importante et lui laissons une alimentation plaisir. Notre problème est que Denis est conscient de sa fin de vie mais sa fille nous interpelle plusieurs fois par jour pour le nourrir, le soigner, le faire marcher, le faire opérer pour qu'il vive ! Nous nous entretenons avec Denis régulièrement pour qu'il accepte les traitements et lui en donnons les raisons. Les négociations sont difficiles, nous laissons sa fille lui donner les traitements qu'il accepte plus facilement avec elle. Elle est force de persuasion et évoque son fils de six mois qui veut profiter de son grand-père...
De nombreuses photos du bébé décorent la chambre. Denis est « tiraillé » entre mourir et vivre pour son petit-fils. Avec l'équipe soignante, le discours est « foutez-moi la paix, c'est moi qui commande, tant pis pour mon petit-fils, laissez-moi mourir ! ». Avec sa fille, il dit qu'il aime son petit-fils mais n'a plus la force. Nous négocions tout de même, sur l'insistance de sa fille, un rendez-vous avec un gastro-entérologue pour pose de GPE. Le chirurgien refuse de la poser devant le vif refus de Denis. Nous tentons une re-nutrition par voie parentérale mais le capital veineux est faible.

Cette décision est prise pour prendre le temps d'expliquer à sa fille les souhaits de son père (refus de soins et mourir) ainsi que les pathologies incurables. Nous la recevons régulièrement pour qu'elle entende ce qu'elle refuse d'accepter. Mon bureau est le lieu de pleurs fréquents, d'incompréhension, d'explications et de répétitions avec différents intervenants pour que sa fille puisse comprendre le désir de son père et puisse accepter l'inacceptable : laisser partir son père sereinement. Nous traitons les infections intercurrentes pour son confort. Bien sûr les douleurs neuropathiques et nociceptives sont soulagées. Nous veillons à son confort avec prévention des escarres, dialogue, passage de la psychologue. Les moments de soins avec la toilette et les massages sont appréciés. Puis, au bout d'un mois d'entretiens quotidiens avec la fille de Denis, celle-ci accepte, après avoir discuté calmement avec son père, de le laisser partir.

Elle fait enfin passer l'intérêt de son père avant le sien. Cette démarche est difficile pour une fille unique qui a pris toutes les responsabilités de son père depuis des années. Le discours n'est plus dans la négociation mais dans l'acceptation d'un départ proche. Les relations sont plus sereines même si les rencontres sont parfois tristes. Ils prennent le temps de se dire « au revoir ». Elle sera avec lui la veille de son décès dans un moment d'échange intense. Il partira le lendemain soulagé et serein. Sa fille a pu profiter de ses derniers instants. Elle a fait son chemin, elle ne se sent plus coupable de lui avoir laissé faire le sien.

> Il est urgent d'attendre que chacun fasse son chemin vers la mort.

À travers ces exemples, on remarque la diversité de l'approche de la personne accueillie en fin de vie. Chaque patient est unique et la conduite à tenir est différente et personnalisée mais toujours avec bienveillance pour offrir le meilleur de nous-mêmes au patient et à son entourage.

Outre le traitement médicamenteux et les soins de support, c'est aussi une question de sensibilité, de franchise, de bon sens et de cœur.

Il faut, autant que faire se peut, s'attacher et répondre aux désirs de la personne accueillie et l'expliquer à sa famille et/ou à son entourage. Les rencontres avec le patient et l'entourage sont illimitées, nous devons répondre « présent » dès qu'une question se pose. Ne pas laisser le patient et sa famille dans l'inconnu afin que la mort soit « plus douce ».

Nous devons créer une relation vraie avec les membres de la famille et répondre à leurs besoins. Ils doivent être écoutés et réconfortés sur la façon de procéder. Souvent, la famille pose la question et veut savoir quels sont les derniers signes de vie. Elle peut entendre la réponse sur la perte de conscience, les pauses respiratoires, le râle agonique, l'agitation... Ils pourront ainsi comprendre que le dernier instant est arrivé.

Il est important de leur expliquer que la mort est un passage intime. Le patient en fin de vie pourra décider de mourir seul ou accompagné. C'est une question que l'on pose au patient et il est important de respecter son choix. Même s'il n'est plus conscient, il faut

organiser des moments où il peut rester seul en le lui faisant savoir. Cela me rappelle une dame qui avait huit enfants très présents se relayant dans la chambre pour ne jamais la laisser seule. Elle était en fin de vie, inconsciente avec seulement un peu d'hydratation sous-cutanée depuis une quinzaine de jours. Le personnel et ses enfants avaient l'impression qu'elle résistait pour partir. Nous avons redemandé à la famille si elle n'attendait pas quelqu'un de cher qu'elle n'avait pas vu depuis longtemps, ou un indice pour comprendre cette « résistance ». Mais l'entourage n'a rien trouvé. Nous avons alors dit aux enfants qu'elle attendait peut-être simplement d'être seule un moment pour partir. Un après-midi, ils ont prévenu leur mère, sur nos conseils, qu'ils allaient tous prendre un café pendant une demi-heure et qu'ils reviendraient après. Ils avaient déjà dit qu'ils comprenaient son état et qu'ils étaient d'accord pour qu'elle aille rejoindre leur père parti deux ans plus tôt. Le personnel aussi a laissé la patiente seule pendant le même temps tout en la surveillant discrètement ! Cette dame se sachant seule a choisi ce moment pour partir dans les vingt minutes suivant le départ de sa famille. Au retour, nous les avons prévenus du décès. Ils n'étaient pas surpris et étaient soulagés d'avoir pu la laisser partir selon son souhait.
Le patient peut exprimer le désir de partir en compagnie d'un proche mais il peut changer d'avis, la mort approchant... Il faut donc laisser des moments où le patient sera seul pour qu'il puisse toujours avoir le choix. Le choix peut être aussi motivé pour préserver le conjoint ou la famille de ce passage difficile à accepter, à vivre. C'est une décision à respecter pour que le patient garde sa dignité jusqu'au bout.

> **Laisser des moments d'intimité au patient, le prévenir, le laisser seul pour qu'il puisse partir.**

Conclusion

Tout patient a droit à une fin de vie dans le respect de sa dignité et de sa propre histoire. Tout patient a le droit d'être accompagné en fin de vie par une équipe formée en soins palliatifs. La fin de vie doit être repérée en amont pour l'organiser au mieux car c'est une étape difficile pour l'ensemble des intervenants (patient, équipe, famille). À nous d'anticiper au maximum cette dernière étape pour entourer le patient en connaissant ses habitudes, sa spiritualité, sa famille, sa religion, ses besoins et désirs. Notre but est de tout mettre en œuvre pour que le passage vers la mort soit moins douloureux, relativement confortable et dans un apaisement ressenti par le patient et les proches.
L'accompagnement doit se faire de manière adaptée et personnalisée à chaque personne et chaque famille.
L'approche se doit d'être globale et notre démarche comprise par le patient, l'équipe et les proches. L'écoute et la bienveillance sont indispensables. Il y a des moments de colère, de déni, d'incompréhension, de fatigue, de chantage, de souffrance... À nous de tenir dans le calme et ne pas hésiter à provoquer des réunions avec l'ensemble des intervenants

pour rester dans la bonne direction et ne pas sombrer dans l'erreur ou aller trop vite. Il faut s'impliquer au maximum pour le bien-être du patient et de son entourage. Demander de l'aide quand la pression est trop grande. Faire un retour d'expérience sur la prise en charge, ce qu'il faut garder et ce qu'il faut rejeter. Nous apprenons tous les jours et nous nous enrichissons de nos expériences. Et nous ne devons pas hésiter à nous remettre en cause pour le bien du patient.
Prendre aussi du temps pour nous, les soignants, car ces prises en charge ne sont pas faciles et demandent beaucoup de don de soi.
Je pense qu'il n'y a pas d'erreur tant qu'il y a de l'éthique, du respect, de l'humanité, de la bienveillance, du temps, de l'écoute, des silences, des échanges, une présence, de la compréhension, des sourires, de l'empathie et un peu d'humour.

Pour en savoir plus

https://www.has-sante.fr/portail/upload/docs/application/pdf/Accompagnement_long.pdf
Les livres d'Elisabeth-Kübler-Ross.
Les livres de Jean-Marie Gomas.

Mise en page : Le vent se lève...
Achevé d'imprimer en février 2019
sur les presses de l'imprimerie CPI-Bussière
N° d'impression : 2042595
Dépôt légal : février 2019
Imprimé en France